Dr. Reginald Cherry

Gesund mit der Bibel
Der Weg zu ganzheitlicher Gesundheit und Heilung

W0021134

Dr. Reginald Cherry

GESUND
mit der
BIBEL

Der Weg zu ganzheitlicher
Gesundheit und Heilung

Projektion J

Titel der Originalausgabe: *The Bible Cure*
Published by Creation House, Strang Communications Company,
Florida, USA
© 1998 by Reginald Cherry

© 1999 der deutschen Ausgabe
by Gerth Medien GmbH, Asslar

Auf der Grundlage der neuen Rechtschreibregeln.

Die Bibelstellen wurden, wenn nicht anders angegeben,
der Lutherbibel in der revidierten Fassung von 1984,
© 1985 Deutsche Bibelgesellschaft, entnommen.

ISBN 3-89490-286-8
Übersetzung: Barbara Trebing
Umschlaggestaltung: Michael Wenserit
Umchlagfotos: Bavaria Bildagentur
Satz: Typostudio Rücker
Druck und Verarbeitung: Schönbach-Druck

Nachdruck, auch auszugsweise, nur mit Genehmigung des Verlages
1 2 3 4 5 02 01 00 99

Inhalt

Dieses Buch ist allen unseren Patienten gewidmet, die dank
der therapeutischen Prinzipien,
die in der Bibel dargelegt sind, gesund wurden, und all
unseren zukünftigen Patienten und
Lesern, denen die Therapie auf der Grundlage
der Bibel noch helfen wird.

Vorwort

In den alten griechischen, aramäischen und hebräischen Texten der heiligen christlich-jüdischen Schriften verbergen sich Ratschläge zur Gesundheit, die man geradezu als eine *Therapie* bezeichnen kann. In der Bibel finden sich bereits all jene Prinzipien, die für den Menschen wichtig sind, der an Leib, Seele und Geist gesund werden will. Wie ein roher, ungeschliffener Diamant aus kostbarem Gestein herausgeholt werden kann, so können auch die Schätze der Bibel ausgegraben werden. Wir können sie ans Licht bringen und bearbeiten, damit sie in unserem Leben ihren vollen Glanz entfalten, zur Ehre des Gottes, der uns so wunderbar gemacht hat.

In diesem Buch wollen wir uns die therapeutischen Prinzipien der Bibel genauer ansehen und gemeinsam entdecken, welchen Weg Gott mit uns gehen will, damit wir gesund werden. Als gläubiger Arzt habe ich selbst erfahren dürfen, dass Gott auch zu Fragen der Gesundheit etwas zu sagen hat. Ich habe erlebt, wie die biblischen Aussagen zur Gesundheit mein Verhalten in der Praxis beeinflusst haben und wie sich das Leben meiner Patienten verändert hat, wenn sie die biblischen Erkenntnisse anzuwenden lernten. Bei vielen dieser Patienten waren unheilbare Krankheiten festgestellt worden, bevor sie zu mir kamen.

Ich habe die Wirkungen der *Bibeltherapie* (so nenne ich einmal den Ansatz, den ich in diesem Buch entfalten werde) erlebt bei Menschen mit:

▷ lästigen Allergien
▷ Herzkrankheiten
▷ hohem Blutdruck
▷ Diabetes
▷ Erschöpfung
▷ genetischen Schäden

▷ Hautkrankheiten
▷ und sogar mit Krebs.

In meiner Praxis habe ich miterleben dürfen, wie Gott mit
seinen Behandlungsmethoden fast jede größere Krankheit
heilen konnte, darunter auch einige äußerst seltene Krankheiten.

Wenn wir herausfinden wollen, was die Bibel zu Fragen
der Gesundheit zu sagen hat, müssen wir uns zunächst mit
den alten hebräischen Ernährungsvorschriften befassen. Wir
müssen uns fragen, inwieweit Jesus natürliche Substanzen
verwendete, um Menschen zu heilen, und überlegen, wie wir
ganz konkret darum beten können, gesund zu werden und
den Berg unserer Krankheit zu überwinden.

Wollen Sie entdecken, welche Therapie die Bibel für Sie
bereithält? Dann kommen Sie mit mir auf eine spannende
Entdeckungsreise!

Dr. med. Reginald B. Cherry

Kapitel 1

Erstaunliche Entdeckungen

In den alten hebräischen, aramäischen und griechischen Bibelhandschriften verbergen sich Hinweise auf Gesundheitsfragen, die erst in jüngster Zeit von der wissenschaftlichen und medizinischen Forschung bestätigt wurden. Ich wurde bereits als junger Medizinstudent auf diese alten Texte aufmerksam, die heute unter dem Namen Bibel bekannt sind. Was mich damals an ihnen besonders interessierte, das war ihr Bezug zur modernen Medizin.

Inzwischen bin ich niedergelassener Arzt. Ich habe meine Ausbildung an einer medizinischen Fakultät in Texas abgelegt und habe die Zulassung, im Staat Texas zu praktizieren. Ich bringe alle Voraussetzungen für die wissenschaftliche Arbeit mit; mein Spezialgebiet ist die Präventivmedizin.

Im täglichen Kontakt mit den Patienten staune ich immer wieder darüber, wie die medizinischen Erkenntnisse und die Macht des Glaubens und des Gebets zusammenwirken, um die jeweils angemessene Therapie zu finden.

Ja, ich meine, man kann direkt von einer *Bibeltherapie* sprechen. Im ersten Semester meines Medizinstudiums, noch bevor ich Christ wurde, interessierten mich vor allem die Naturwissenschaften. Schon damals staunte ich darüber, wie die Ernährungsvorschriften des Alten Testaments genau die Erkenntnisse vermittelten, welche die Wissenschaftler unseres Jahrhunderts gerade zu entdecken begannen.

Das Geheimnis von Fett und Kohlehydraten

Ich will Ihnen ein Beispiel geben, wie die Bibel und die heutige Wissenschaft uns den Weg zu Heilung und Gesundheit aufzeigen. Eine Frage, die Wissenschaftler und Ärzte schon seit Jahren beschäftigt, ist die Rolle, die Fette und Kohlehydrate für unsere Ernährung und Gesundheit spielen.

Lange Jahre meinten die Fachleute, eine kohlenhydratreiche Ernährung sei das Optimale. Jüngere Studien zeigen nun aber, dass eine rein vegetarische Diät auch negative Aspekte hat. Ähnlich meinten die Wissenschaftler, je weniger Fett der Mensch zu sich nehme, desto gesünder müsse er sein. Aktuelle Untersuchungen haben nun aber gezeigt, dass es nicht gesund ist, Fette gänzlich aus der Ernährung zu streichen. Im Gegenteil, unser Körper braucht bestimmte Arten von Fetten.

Schon Tausende von Jahren vor Christi Geburt spricht die Bibel davon, welchen Einfluss Kohlenhydrate und Fette auf unsere Gesundheit haben. In den fünf Büchern Mose, der jüdischen Thora, finden wir zwei Ernährungspläne. Der erste steht in 1. Mose 1, 29. Dort heißt es: „Und Gott sprach: Sehet da, ich habe euch gegeben alle Pflanzen, die Samen bringen, auf der ganzen Erde, und alle Bäume mit Früchten, die Samen bringen, zu eurer Speise."

Der erste Ernährungsplan bezieht sich also auf Folgendes:

▷ alle Samen tragenden Pflanzen. Das Essen von Pflanzen und Samen – das ganze Korn und nicht der gebleichte Kern – steht im Mittelpunkt der von der Bibel empfohlenen gesunden Nahrungsaufnahme. Dazu gehörten Körner und einige Gemüsesorten, die den Cholesterinwert senken und vor hohem Blutdruck schützen können. Eine solche Diät enthält wenig Natrium, ist dafür aber reich an Kalium;

▷ die Früchte Samen tragender Bäume. Wie wir später noch sehen werden, sind Früchte reich an löslichen Ballaststoffen, die dazu beitragen, den Cholesterinwert zu senken. Die löslichen Ballaststoffe in Früchten oder in gewissen Gemüsesorten beschleunigen die Ausscheidung schädlicher Substanzen, die sonst das Krebsrisiko erhöhen würden;

▷ „... zu eurer Speise." Das hebräische Wort, das hier verwendet wird, bedeutet Speise – und nicht Fleisch. Der Ernährungshinweis Gottes besagt also, dass die erste Diät aus Früchten, Samen, Pflanzen oder Kräutern bestand. Es ist nicht davon die Rede, dass Gemüse durch Fleisch ersetzt werden sollte.

Später in 1. Mose können wir dann sehen, wie Gott der Ernährung auch Eiweiß hinzufügt. Davon ist im zweiten Ernährungsplan der Thora die Rede. Nun erlaubt Gott auch den Verzehr von Fleisch als Proteinzufuhr. In 1. Mose 9, 3 heißt es: „Alles, was sich regt und lebt, das sei eure Speise; wie das grüne Kraut habe ich's euch alles gegeben." Es handelt sich hierbei um keine neue Ernährungsvorschrift, sondern lediglich um eine Ergänzung zu dem Gebot aus 1. Mose 1, 29. Zuerst sind uns Pflanzen, Samen und Früchte der Bäume zum Essen gegeben; dann gibt Gott alle Dinge, die sich regen und leben, noch dazu. Dass er auch bestimmte Dinge ausklammert, werden wir später noch in 3. und 5. Mose sehen.

Es ist hochinteressant, sich einmal mit den Ernährungsgewohnheiten anderer Länder rund um den Globus zu befassen, von Mexiko bis in den Nahen und Fernen Osten, und dabei zu entdecken, wie viel länger und gesünder die Menschen im Durchschnitt leben, wenn ihre Ernährung den biblischen Anweisungen entspricht, als wenn sie sie, wie der Durchschnittsamerikaner oder Durchschnittseuropäer, mit unzähligen vorbehandelten Produkten und Mengen von Fett anreichern.

In einer Studie wurde beispielsweise die Ernährungsweise der Bantu in Afrika untersucht. Eine Bantugruppe ernährte sich dabei ausschließlich auf vegetarischer Basis und hielt sich nur teilweise an die Grundsätze aus 1. Mose 1, 29. Diese Gruppe, die vor allem pflanzliche Gerichte zu sich nahm, erhielt zwar alle nötigen Kohlenhydrate, es fehlte ihr aber das Eiweiß.

Eine zweite Gruppe des Stammes lebte in der Nähe eines

großen Sees und aß viel Fisch – aber kein Fleisch. Die Studie zeigte im Blut der Vegetarier höhere Werte der schädlichen *Lipoproteine* mit geringer Dichte (LDL – *low density lipoproteins;* LDL-Cholesterin), während die LDL-Werte der Fischesser im Schnitt um 40 % niedriger waren. Die Fischesser, die den Ernährungshinweisen in 1. Mose 9,3 folgten, waren gesünder, hatten eine längere Lebenserwartung und eine niedrigere Rate von Herzkrankheiten. Warum? Sie zeigten höhere Werte der positiven Form des Cholesterins, der so genannten *High-Density-Lipoproteine* (HDL), die, in gewissem Rahmen, gut für uns sind. Die Studie zeigt also deutlich, dass der Verzehr von Fleischprodukten wie Fisch oder Geflügel unserer Gesundheit förderlich ist und das Risiko bestimmter Krankheiten mindern kann.

LDL und HDL bei Herzkrankheiten

Der Bösewicht bei Herzkrankheiten ist das LDL, die „schlechte" Variante des Cholesterin. (HDL ist die „gute", schützende Form.). Das LDL wird auf dem Weg durch die Blutbahn an den Arterienwänden abgelagert, wo es chemische Veränderungen in Gang setzt, die zur Bildung von Ablagerungen führen. Dieser schädliche Prozess wird von den „Freien Radikalen" noch verstärkt, die im Gewebe ebenfalls ihr Unwesen treiben. Freie Radikale sind Sauerstoffverbindungen, die als Endprodukte des Stoffwechsels entstehen, und können etwa mit den Abgasen eines Autos verglichen werden.[1]

Ich will noch an einem anderen Beispiel zeigen, wie die Aussagen der Bibel sich mit der heutigen Wissenschaft überschneiden, während die Forschung immer neue Informationen über gesundes Leben und Essen zusammenträgt. In 3. Mose 3, 17 finden wir ein generelles Verbot für den Verzehr von Fett. In 3. Mose 7, 23-24 wird die Bibel dann konkret.

Dort heißt es: „Rede mit den Israeliten und sprich: Ihr sollt kein Fett essen von Stieren, Schafen und Ziegen. Das Fett von gefallenen und zerrissenen Tieren dürft ihr zwar zu allerlei benutzen, aber essen dürft ihr's nicht."

Wir sehen also, dass Gott den Verzehr von Fett verbietet. Warum aber finden wir dann in der gesamten Bibel so viele Hinweise auf Oliven und Olivenöl, die doch sehr fettreich sind? Selbst heute werden in Israel viel Oliven und Olivenöl verzehrt. Wenn wir uns die Stellen in 1. und 3. Mose genau ansehen, dann sehen wir, dass Gott jetzt auf einmal von „gesättigten Fetten" spricht. Er beschreibt das Fett von Tieren, nicht von Pflanzen. Der in 3. Mose gebrauchte hebräische Ausdruck beschreibt sehr konkret, um welche Art von Fett es sich handelt. Es geht hier nicht um den Fettanteil, den man in Pflanzen findet, sondern ganz speziell um das Fett aus Tieropfern. Es ist faszinierend zu sehen, wie diese alten Texte, die von Menschen aufgeschrieben wurden, die noch nichts von moderner Wissenschaft und Medizin wussten, so konkret und korrekt über gesunde Ernährung sprechen konnten. Gott zeigte den Menschen nicht nur, dass Fett für sie schädlich war, sondern benannte es auch ganz konkret mit einem speziellen Wort – Tierfett!

Fett im Hebräischen

Das hebräische Wort bezieht sich meist auf das Fett von Tieren bzw. das „Bauchfett". Das Fett der Opfertiere, vor allem jenes um die Nieren und Eingeweide, wurde von den Priestern verbrannt (siehe 3. Mose 3, 3-4; 10, 14-16). Manchmal wurde auch der ganze Schwanz des Lamms, der bis zu zehn Pfund wiegen kann, geopfert (siehe 3. Mose 3,9; 2. Mose 29, 22).

Fett wurde bei den folgenden Opfern verbrannt:
beim „Brandopfer" (siehe 3. Mose 1, 8.12, wo das Wort *peder*, „Talg", verwendet wird),

beim „Dank- oder Lobopfer" (siehe 3. Mose 3, 9; 7, 15),
beim „Sündopfer" (3. Mose 4, 8-10),
beim „Schuldopfer" (3. Mose 7, 3-4).

Wie das Blut durfte auch das Fett nicht gegessen werden
(3. Mose 3, 17; 7, 23.25).[2]

Das stellt uns vor eine interessante Frage. Lange Jahre hielten Ärzte, Ernährungsfachleute und Wissenschaftler daran fest, die Menschen sollten möglichst wenig Fett zu sich nehmen, je weniger, desto besser. Doch wenn man die Stellen in den hebräischen und aramäischen Texten genau ansieht, dann findet man ständig Hinweise auf fetthaltige Nahrungsmittel wie Oliven und Olivenöl, allerdings nicht auf Fleisch. Hier ein paar Beispiele:

- „Und Häuser voller Güter, die du nicht gefüllt hast, und ausgehauene Brunnen, die du nicht ausgehauen hast, und Weinberge und Ölbäume, die du nicht gepflanzt hast –, und wenn du nun isst und satt wirst ..." (5. Mose 6, 11).
- „Ein Land, darin Weizen, Gerste, Weinstöcke, Feigenbäume und Granatäpfel wachsen, ein Land, darin es Ölbäume und Honig gibt" (5. Mose 8, 8).
- „Dein Weib wird sein wie ein fruchtbarer Weinstock drinnen in deinem Hause, deine Kinder wie junge Ölbäume um deinen Tisch her" (Psalm 128, 3).
- „Seine Zweige [sollen] sich ausbreiten, dass es so schön sei wie ein Ölbaum und so guten Geruch geben wie die Linde" (Hosea 14, 7).

Oliven und Olivenöl verfügen über eine völlig andere Fettart, die so genannten einfach ungesättigten Fette, die sich von den mehrfach ungesättigten Fetten der Tiere unterscheiden. Was ist so anders an den einfach ungesättigten Fetten? Sie senken die negativen Cholesterinwerte (LDL) und fördern die guten (HDL). Außerdem steigern sie die Immunabwehr des Körpers.

Lynne Scott, R.D., Leiter der Klinik für Ernährungsberatung am Baylor-Medizincollege in Houston, sagt:

Diese einfach ungesättigten Fette scheinen das gute HDL-Cholesterin nicht in dem Maße zu senken, wie es die mehrfach ungesättigten Fette von Mais-, Distel- oder Sesamöl tun. Ich empfehle auf jeden Fall Olivenöl für Salate und das etwas milder schmeckende Kanolaöl zum Backen zu verwenden, anstelle von Butter oder Speck. Einfach ungesättigte Fette können das LDL-Cholesterin auch an der Oxidierung hindern, einem chemischen Prozess, der zu verstopften Arterien und Herzinfarkt führen kann.[3]

Die Wissenschaft sagt also inzwischen: „Wir haben es mit dem Fettreduzieren wirklich ein bisschen übertrieben. Der Mensch braucht auch Fett." Die Grundernährung der alten Israeliten – die so genannte Mittelmeerdiät – gilt vom gesundheitlichen Standpunkt betrachtet heute als optimal. In Kapitel 5 werden wir auf diesen Ernährungsplan ausführlicher eingehen.

In der Mittelmeerdiät herrschen einfach ungesättigte Fette vor, wie wir sie in Oliven, Nüssen und anderen gesunden Nahrungsmitteln wie zum Beispiel Gerste finden (siehe 1. Mose 43, 11; 4. Mose 11, 5; 5. Mose 8; Sprüche 25, 16).

Wir werden auch sehen, warum die Bibel den Verzehr von Schweinefleisch und Schalentieren verbietet, bestimmte Fischsorten, Geflügel und Rind aber erlaubt. Gern erkläre ich Ihnen auch, wie Sie das gesunde Hesekielbrot backen können. Die Bibel ist kein Handbuch zur Ernährung. Sie ist aber ein Leitfaden, mit dessen Hilfe wir den Weg zur Gesundheit finden können. Es war nicht Gottes Absicht, ein Ernährungshandbuch zu schreiben. Wer sein Wort aber aufmerksam liest, kann darin erkennen, wie Gott für die Gesundheit seines Volkes vorgesorgt hat. Jede einzelne Erkenntnis, die wir in der Wissenschaft heute gewinnen, hat in der Bibel eine Entsprechung und unterstreicht nur, was sie über die Ernährung sagt.

Wir, die wir heute unter dem Neuen Bund leben, haben die Möglichkeit, den Schaden, den wir unserer Gesundheit durch mangelhafte Ernährung und schlechte Lebensgewohnheiten zugefügt haben, zu korrigieren. Aber wir können Gottes Gesundheitsgesetze nicht umkehren. So können wir zum Beispiel nicht alle Nährstoffe, die wir brauchen, aus dem Pflanzenreich gewinnen – Eisen und das Vitamin B12 sind nur zwei Beispiele. Soja ist die einzige komplette Eiweißquelle aus dem Pflanzenreich. Den meisten Menschen fällt es aber schwer, sich an Sojaprodukte zu gewöhnen. Wir müssen darum bestimmte Nahrungsmittel kombinieren, wenn wir uns mit ausreichend Eiweiß versorgen wollen. Doch wenn wir unsere Ernährung mit einem Stück Fisch oder Huhn ergänzen, die nur wenig gesättigte Fette haben, erhalten wir sofort das nötige Eiweiß.

Schon Tausende von Jahren, bevor wir überhaupt von LDL- und HDL-Cholesterin wussten, sagt die Bibel, welche Nahrungsmittel, darunter auch Fleisch, der Mensch essen kann und welche seinem Körper wie seinem Lebensstil besonders zuträglich sind. Wenn wir uns im Folgenden die alten Texte genauer ansehen und daneben die moderne Wissenschaft und Medizin betrachten, dann entdecken wir, dass der Weg zur Gesundheit auch heute noch über Gottes alte Ernährungsgrundsätze führt. Wir wollen auch darauf achten, was Gott über das Heilen sagte, und darauf eingehen, welche Rolle die heute erhältlichen Medikamente und natürlichen Substanzen für unsere Gesundheit spielen.

Die Lebenserwartung im Licht der Bibel

Die *Gerontologie* ist der medizinische Bereich, der sich mit dem Studium des Alters befasst. Schon lange bevor wir über wissenschaftliche Erkenntnisse über die dem Menschen zugemessene Lebensdauer verfügten, gab die Bibel konkrete

Antworten. Seit Jahrzehnten versuchen die Wissenschaftler, das Geheimnis des Alterns zu ergründen. Dabei machte Leonard Hayflick, ein Wissenschaftler an der Universität von Kalifornien in San Francisco, Anfang der fünfziger Jahre eine interessante Entdeckung. Er stellte nämlich fest, dass die menschlichen Zellen sich nur eine ganz bestimmte Zahl von Malen vermehren können. Man spricht von rund fünfzig Zellteilungen, was die maximale Lebenserwartung auf etwa einhundertfünfzehn bis einhundertzwanzig Jahre begrenzen würde.[4] Die Forschung weiß noch immer nicht, was den Zellfahrplan bestimmt, aber die Lebenserwartung scheint bei etwa maximal hundertzwanzig Jahren zu liegen.

Jahrhunderte vor Hayflick hatte allerdings die Bibel in 1. Mose 6, 3 schon etwas über die Lebenserwartung des Menschen zu sagen: „Ich will ihm als Lebenszeit geben hundertzwanzig Jahre." Für ein gesundes Leben, wie es in der Bibel beschrieben wird, wurden also schon damals hundertzwanzig Jahre angesetzt. Die Wissenschaft hat eine alte Wahrheit wieder entdeckt, die von Gott schon vor Tausenden von Jahren offenbart wurde. Das ist nur ein weiteres Beispiel, um in Ihnen die Neugier auf die folgenden Seiten zu wecken.

Bevor wir die Stellen der Bibel, die sich vor allem mit gesundheitlichen Fragen auseinander setzen, etwas eingehender betrachten, möchte ich Ihnen allerdings noch kurz erzählen, wie ich von einem an bestimmten Fragen der Religion interessierten Studenten zu einem überzeugten Christen wurde, der glaubt, dass Gott in seinem Wort jedem einzelnen Menschen den Weg zur Gesundheit zeigen will.

Vom Wissenschaftler und Mediziner zum gläubigen Arzt

Meine Entdeckungsreise in die Bibel begann im ersten Medizinsemester. Ich war damals noch nicht gläubig, sah mir aber regelmäßig im Fernsehen die Billy-Graham-Evangelisationen an und las hin und wieder in der Bibel. Mit den Jahren wuchs dann meine Neugier bezüglich des Verhältnisses zwischen der Bibel und der Medizin.

Ich hatte im Lauf der Jahre verschiedene Bibelverse entdeckt, so zum Beispiel den von David, in dem er sagt: „Ich danke dir dafür, daß ich wunderbar gemacht bin" (Psalm 139, 14). Ich erinnere mich auch, einmal gelesen zu haben, dass das Auge das Licht der Seele sei. Als wir dann im Anatomiekurs das Auge untersuchten, konnte ich nur noch staunen. Es ist tatsächlich das einzige Körperorgan, an dem Arterien, Venen und sogar das Ende eines Nervs (des Sehnervs) direkt beobachtet werden können. Wir lernten auch, dass der Arzt im Auge mehr als zweihundert Krankheiten des menschlichen Körpers feststellen kann. Das waren für mich erstaunliche Erkenntnisse, und ich musste zugeben, dass Gott den Körper des Menschen wirklich „wunderbar" gemacht hat.

Nach dem Medizinstudium und einem Praktikum bekam ich es dann mit Patienten zu tun, die wirkliche Gesundheitsprobleme hatten. Nun handelte es sich nicht mehr um Fälle aus dem Lehrbuch, sondern es ging um Menschen aus Fleisch und Blut, denen etwas weh tat, die Schmerzen hatten und sogar starben, obwohl ich mich nach bestem Wissen und Gewissen um ihre Heilung bemühte.

Als ich 1979 dann Jesus Christus in mein Leben aufnahm und in sein Reich hineingeboren wurde, ahnte ich bereits, dass es einen Weg zur Gesundheit geben musste, der über das hinausging, was Wissenschaft und Medizin zu bieten haben. Ich las, dass Gott der *Rapha* ist, der Arzt: „Ich bin der Herr, dein Arzt" (2. Mose 15, 26). Gott zeigte mir auch, dass es einen Weg zur Gesundheit gibt, bei dem natürliche und übernatürliche Kräfte zusammenwirken (siehe Joh. 9, 1-7; Mark. 10, 46-52).

Nach meiner Bekehrung schloss ich mich einer kleinen Gemeinde an, die an Gottes heilende Kraft und das Gebet für die Kranken glaubte (Jak. 5, 16). Dort erlebte ich, wie Menschen in der Gemeinde auf übernatürliche Weise geheilt wurden.

Eine der ersten Krankenheilungen, deren Zeuge ich wurde, betraf eine Frau mit ernsten Rückenproblemen. Rückenprobleme können für den Arzt eine große Herausforderung darstellen, denn oft hat er nicht sehr viele Methoden anzubieten, die Hilfe bringen könnten. Wir geben Schmerzmittel und hoffen, dass die Probleme mit der Zeit verschwinden. Aber diese Frau litt schon seit Jahren. In einem Gottesdienst nun versammelten sich die Menschen um sie, legten ihr die Hände auf und beteten. Und plötzlich waren ihre Rückenprobleme verschwunden.

Zuerst dachte ich: „Das ist bestimmt nur Einbildung." Ich war sicher, dass die Rückenprobleme zurückkommen würden, sobald die erste Begeisterung abgeebbt war. Aber am nächsten Sonntag war sie noch immer gesund und schmerzfrei. Ein Monat verging, und sie hatte noch immer keine Schmerzen. Als die Frau, die mit so großen Schmerzen in die Gemeinde gekommen war, auch nach Monaten immer noch keine Beschwerden zeigte, begann ich allmählich zu begreifen, dass Gott sie tatsächlich geheilt hatte.

Später besuchten wir eine andere Gemeinde in Houston. Während eines Abendgottesdienstes sahen wir einen Mann mit Krücken im hinteren Teil der Kirche. Niemand legte ihm die Hände auf oder betete besonders für ihn. Aber der Pastor spürte, dass es hier einen Menschen mit Rückenbeschwerden gab, den Gott heilen wollte. Und so sagte er: „Wenn du deine Heilung annimmst, dann wirst du sofort geheilt werden."

Plötzlich begann der Mann mit den Krücken laut zu rufen. Um ihn herum entstand ein Tumult. Ich war damals noch sehr jung im Glauben, aber ich war bereits offen für die Erkenntnis, dass Gott auch heute noch Menschen heilen will. Also beobachtete ich den Mann mit den Krücken mit geistlichem Interesse und medizinischer Neugier. Er nahm einfach seine Krücken unter den Arm, lief den Gang entlang und stieg die Stufen zum Podium hinauf, auf dem unser Pastor stand.

Die ganze Versammlung war wie elektrisiert. Die Angehörigen des Mannes traten zu ihm und bestätigten, dass er behindert gewesen war. Unter Tränen freuten sie sich über seine Heilung. „Seit seiner Kindheit konnte er nie mehr als ein paar Schritte laufen", berichteten sie, „und auch das nur unter schrecklichen Schmerzen. Von Rennen konnte gar keine Rede sein. Er ist nicht mehr gerannt, seit er ein kleines Kind war. Seit Jahren geht er nur noch an Krücken. Die Ärzte haben ihn aufgegeben. Sie meinten, dass er nie wieder ohne Hilfe gehen könnte."

Der Mann, der bis dahin ein Krüppel war, lief nun auf dem Podium hin und her, um allen zu zeigen, dass Gott ihn wirklich geheilt hatte. Auch ich war Zeuge der heilenden Kraft Gottes. Und ich kann Jack Deere nur beipflichten, der in seinem Buch „Überrascht von der Kraft des Heiligen Geistes" schreibt, der wahre Grund, warum so viele Christen nicht an die heilende Kraft Gottes glaubten, sei einfach, weil sie selbst „noch keine Wunder erlebt haben".[5] Schon ehe ich Zeuge dieser Heilungen wurde, hatte ich gewusst, dass Jesus in den Evangelien geheilt hat, aber ich hatte seine heilende Kraft noch nicht selbst erlebt. Doch nun hatte ich direkt vor meinen Augen den unleugbaren Beweis. So begann ich sowohl als Christ wie auch als Arzt zu akzeptieren, dass Gott auch heute noch heilt, auf *natürliche* oder *übernatürliche* Art oder durch ein *Wunder.*

Die Erkenntnis, dass Gott auch in meiner Praxis gemäß seinem Wort heilen konnte und wollte, reifte dann ganz allmählich heran, als ich beobachten konnte, wie sein Geist im Leben vieler Patienten in den verschiedensten Lebenssituationen am Werk war. Letzte Klarheit über die *Bibeltherapie* erhielt ich, als ich begriff, dass Gott eine ganz einzigartige Methode verfolgt.

Wie Gott gesund macht

Die Heilungswunder Jesu kann man in zwei Gruppen unterteilen:

1. Die *sofortigen* Heilungen. Das waren meist spektakuläre, unmittelbare Wunder, in denen Jesus mit übernatürlicher Geisteskraft heilte.
2. Zur zweiten Gruppe gehören die *allmählichen* Heilungen – Menschen wurden gesund, wenn sie dem Befehl Jesu folgten. Der Heilungsprozess begann bei Punkt A, aber es war eine gewisse Zeitspanne nötig, bis Punkt B erreicht war und die endgültige Heilung eintrat.

In Daniel 10 erhalten wir einen Einblick in diese Mechanismen. Obwohl Gott Daniels Gebet sofort erhörte, wurde die Antwort erst im Lauf von einundzwanzig Tagen sichtbar. Ein übernatürliches Wesen erscheint Daniel und erklärt: „[...] vom ersten Tage an, als du von Herzen begehrtest zu verstehen und anfingst, dich zu demütigen vor deinem Gott, wurden deine Worte erhört, und ich wollte kommen um deiner Worte willen" (Dan. 10, 12). Mit anderen Worten: Von dem Moment an, als Daniel an jenem ersten Tag betete, hörte und erhörte Gott sein Gebet. Aber es vergingen einundzwanzig Tage, bis die Antwort offenbar wurde.

Im Augenblick, in dem wir um Heilung beten, hört und erhört Gott uns. Aber bis die Antwort auf unser Gebet sichtbar wird, können einige Tage vergehen. Vielleicht findet, genauso wie damals bei Daniel, ein geistlicher Kampf statt.

Später, in Daniel 10, 14, erklärt das übernatürliche Wesen weiter, dass eine Vision, die ein Mensch empfängt, für eine ferne Zeit gelten kann, die noch weit in der Zukunft liegt. So kann Gott auch uns im Blick auf unsere Genesung etwas zeigen, aber die Heilung selbst kann ein längerer Prozess sein, der sich über eine ganze Zeitspanne erstreckt.

Ein neutestamentliches Beispiel für dieses Prinzip finden wir in der Geschichte von der Heilung der zehn Aussätzigen (Luk. 17). Als sie vom Straßenrand um Heilung bettelten, wies Jesus sie an, sofort loszugehen und sich den Priestern zu zeigen. Es heißt dort: „Und es geschah, als sie hingingen, da wurden sie rein" (17, 14b). Die Leprakranken erlebten also einen Heilungsprozess. Während sie gingen, wurden sie gesund. Sie gehorchten Christus und taten, was er befohlen hatte, und in der Zeit, in der sie unterwegs waren, geschah die Heilung.

Ähnlich erlebte es Naaman im Alten Testament (siehe 2. Könige 5, 10). Während Gott ihm durch Elisa die Zusage gab, dass er ihn heilen würde, musste Naaman selbst zum Jordan gehen und sieben Mal ins Wasser eintauchen. Diese Heilung war ein Prozess; es dauerte eine Zeit lang, bevor die Heilung wirklich sichtbar wurde.

Die erste Erkenntnis, die mir im Blick auf Gottes heilendes Wirken in meiner Praxis geschenkt wurde, als ich noch jung im Glauben war, war diese: *Gott kann sofort oder auch allmählich heilen.* Eine Heilung kann unmittelbar eintreten, sie kann aber auch ein Prozess sein.

Der göttliche Weg zur Gesundheit

Eine zweite Erkenntnis war diese: *Gottes heilendes Wirken kann auch durch natürliche Substanzen geschehen.* Das war für mich eine ungeheure Offenbarung. Wenn alle Heilung nur auf übernatürliche Weise geschieht, wozu brauchten wir dann die Medizin? Warum sollten wir den Blutdruck überprüfen? Wozu noch Pillen nehmen oder einen Arzt aufsuchen?

Der göttliche Weg zur Gesundheit wird besonders im neunten Kapitel des Johannesevangeliums bei der Heilung eines Blinden deutlich. Wie bereits erwähnt kann die Heilung sofort sichtbar werden oder innerhalb eines bestimmten Zeitraums geschehen. Gott hat verschiedene Methoden, um gesund zu machen. Er kann auf übernatürliche Weise eingreifen; er kann durch natürliche Substanzen heilen und auch durch eine Kombination von beidem!

In Johannes 9, 1-7 rührte Jesus einen blinden Mann an, aber er wurde nicht sofort geheilt. Als ich die Geschichte das erste Mal wirklich aufmerksam las, wurde sie für mich zu einer regelrechten Offenbarung. Als junger Christ meinte ich, wenn Jesus einen Menschen anrührte, dann sei die Kraft Gottes, die aus ihm strömte, so gewaltig, dass jeder Schmerz sofort und auf der Stelle verschwinden müsste. Aber in Johannes 9 berührte Jesus den Mann nur und befahl ihm dann, zum Teich von Siloah zu gehen und sich dort zu waschen. Jesus spuckte auf die Erde und rührte mit seinem Speichel eine Salbe an, die er dem blinden Mann auf die Augen strich (Joh. 9, 6). Doch erst als der Blinde zum Teich Siloah ging und sich den Brei von den Augen wusch, wurde er geheilt.

Epichrios – „salben oder eine Salbe aufstreichen"

Die Bibel ist in ihrem Sprachgebrauch sehr konkret. Die einzige Stelle, an der im Neuen Testament das griechische Wort epichrios vorkommt, findet sich in Johannes 9, 6. Das Wort stammt aus der medizinischen Fachsprache des alten Griechenland und wurde vom griechischen Arzt Claudius Galenus in seiner Schrift Corpus Medicorum Graecorum[6] verwendet. Galenus lebte in Rom und war Leibarzt des Kaisers Mark Aurel. Er gilt als der Vater der experimentellen Physiologie.

Der Evangelist Johannes verwendet also einen alten medizinischen Begriff, um zu beschreiben, wie Jesus Erde mit seinem Speichel mischte und dann als Heilmittel auf die Augen des Blinden auftrug. Der griechische Text von Johannes weist ausdrücklich darauf hin, dass Jesus bei seinem ärztlichen Eingriff natürliche Substanzen verwandte und sie mit seiner übernatürlichen, geistlichen Macht verband, um diesen Blinden zu heilen.

Jesus gebrauchte also natürliche und geistliche Elemente, um diesen Blinden zu heilen. Die heilende Wirkung entfaltete sich durch eine natürliche Substanz. Ähnlich haben wir es im Alten Testament gesehen, wo die Heilung bei Naaman erst eintrat, als er die natürliche Substanz des Jordanwassers benutzte, um sich zu waschen.

Wir werden später noch ausführlicher auf Gottes Zeitplan und seinen Weg zur Gesundheit eingehen. Vorher aber wollen wir uns die Texte in den fünf Büchern Mose ansehen und einige andere Stellen im Alten Testament, an denen Gott zeigt, wie wir gesund leben können, wenn wir uns an seine Gebote halten und uns so ernähren, wie er es in seinem Wort empfiehlt.

Kapitel 2

Gesundheitstipps
aus dem Alten Testament

Das Alte Testament hat einiges über die Ernährung und ihre Auswirkung auf unser Leben zu sagen. Wir finden darin:

▷ Methoden, um Ansteckungen zu vermeiden;
▷ Anweisungen für die zeitweise oder dauerhafte Isolierung von Menschen mit einer ansteckenden Krankheit;
▷ Hygiene- und sanitäre Maßnahmen für Kriegszeiten, die sogar von der Kolonialarmee unter George Washington befolgt wurden;
▷ Gründe, warum manche potenziell schädlichen Nahrungsmittel vermieden werden sollten;
▷ Verbote für den Verzehr fetter Nahrungsmittel;
▷ das Gebot, kein Blut zu verzehren;
▷ Hinweise auf gesunde Nahrungsmittel, die das Leben verlängern und zur Vorbeugung gegen Krebs, Arteriosklerose und Herzkrankheiten beitragen können;
▷ den göttlichen Weg zur Gesundheit durch natürliche und übernatürliche Mittel.

Das Alte Testament ist voll von Hinweisen zu Hygiene, gesunder Ernährung und der Vorbeugung oder Vermeidung von Krankheiten. Als auf die Präventivmedizin spezialisierter Arzt finde ich es darum ausgesprochen faszinierend. Vor allem im alten hebräischen Text findet man zahlreiche Angaben, die noch immer auf ihre Entschlüsselung warten, zum Beispiel darüber, was wir essen und wie wir kranke oder verdorbene Dinge vermeiden sollen oder auch welche natürlichen Substanzen Gott gebrauchte, um Heilung zu bewirken und uns seinen Weg zu einem gesunden Leben zu zeigen.

Einige dieser verblüffenden und lebenswichtigen Erkenntnisse, die auch Ihnen helfen können, einen gesunden Lebensstil zu entwickeln und den göttlichen Weg zur Gesundheit zu erkennen, will ich im Folgenden etwas ausführlicher darlegen.

Das alte Israel und die Medizin

Interessanterweise bestand im alten Israel kein besonderes Interesse an Medizin oder Ärzten. Erst mit dem Beginn der hellenistischen Periode ab etwa 300 v. Chr. erlangten die Medizin als Wissenschaft und deren Vertreter ein gewisses Ansehen. T. A. Burkill von der Universität Rhodesien schreibt:

▷ Bis weit in die hellenistische Periode hinein besaßen die Ärzte als solche nur wenig Prestige. Ja, sie wurden vielmehr der Gottlosigkeit oder der Scharlatanerie verdächtigt. Die Behandlung der Kranken geschah entweder mit Hilfe von Zauberei oder sie wurde als etwas von Gott Gegebenes angesehen. Hygienische Maßnahmen beschränkten sich darauf, dass zum Beispiel ein Neugeborenes mit Wasser abgewaschen, mit Salz eingerieben und anschließend in Tücher gewickelt wurde.[1]

Die Tatsache, dass man im frühen Israel Medizin und Ärzten mit Misstrauen begegnete, lässt die Anweisungen im Alten Testament als umso erstaunlicher erscheinen. Dass die Ärzte im frühen Judentum tatsächlich schief angesehen wurden, wird durch einen Text in 2. Chronik 16, 12 bestätigt: „Und Asa wurde krank an seinen Füßen im neununddreißigsten Jahr seiner Herrschaft, und seine Krankheit nahm sehr zu; und er suchte auch in seiner Krankheit nicht den Herrn, sondern die Ärzte." Asa wartete anscheinend, bis die Krankheit nicht mehr erträglich war, bevor er es einem Arzt erlaubte, ihn zu untersuchen. Es tröstet mich etwas, wenn ich dann in 1. Könige 15, 23 den Bericht über dasselbe Ereignis lese und feststelle, dass der Berichterstatter dort etwas barmherziger mit den Ärzten umgeht und nur von Asas Fußkrankheit schreibt, die Ärzte aber gar nicht erwähnt.

Ärzte und Medizin im alten Israel

Nach dem Eroberungszug Alexanders des Großen 333 v. Chr. durch die damals bekannte Welt begannen jüdische Gelehrte unter dem Einfluss der griechischen Sprache und Kultur (Hellenismus), die Bücher des Tenach (Alter Bund oder Altes Testament) und andere heilige Schriften wie die Apokryphen aus dem Hebräischen und Aramäischen ins Griechische zu übersetzen. Diese Übersetzung wurde als die „Septuaginta" (LXX) bekannt. Eines der Bücher dieser Septuaginta zeigt etwas von dem Respekt, der den Ärzten nun allmählich entgegengebracht wurde. Im Buch Sirach in Kapitel 38, 1-4 heißt es: „Ehre den Arzt mit gebührender Verehrung, damit du ihn hast, wenn du ihn brauchst; denn der Herr hat ihn geschaffen, und die Heilung kommt von dem Höchsten, und Könige ehren ihn mit Geschenken. Die Kunst des Arztes erhöht ihn und macht ihn groß bei Fürsten und Herren. Der Herr lässt die Arznei aus der Erde wachsen, und ein Vernünftiger verachtet sie nicht."

Die Israeliten waren nicht daran interessiert, mehr über Anatomie, Wissenschaft oder Naturgesetze zu erfahren, wie zum Beispiel ihre Zeitgenossen in den alten Zivilisationen in Ägypten, Mesopotamien oder Griechenland. Ganz im Gegenteil. Alles diesbezügliche Wissen, das wir in den alten Bibeltexten zu diesem Thema finden, erhielten sie aufgrund göttlicher, übernatürlicher Offenbarungen. Was wir im Alten Testament lesen, entspringt also nicht menschlichen Spekulationen über Gesundheit oder Medizin, sondern Gottes ausdrücklichem Reden. Er selbst erklärt, wie wir, seine Schöpfung, gesund leben sollen. Als der Schöpfer weiß Gott mehr über unseren Körper, als wir je selbst durch Philosophie oder Wissenschaft entdecken könnten. Gottes Wissen um und seine Sorge für unseren Tempel (unseren Leib) kommt besonders eindrücklich in Psalm 139, 13-16 zum Ausdruck (siehe auch 1. Kor. 3, 16-17; 2. Kor. 6, 16):

• Denn du hast meine Nieren bereitet und hast mich gebildet im Mutterleibe. Ich danke dir dafür, daß ich wunderbar gemacht bin; wunderbar sind deine Werke; das erkennt meine Seele. Es war dir mein Gebein nicht verborgen, als ich im Verborgenen gemacht wurde, als ich gebildet wurde unten in der Erde. Deine Augen sahen mich, als ich noch nicht bereitet war, und alle Tage waren in dein Buch geschrieben, die noch werden sollten und von denen keiner da war.

Da Gott selbst unseren Körper geschaffen hat, weiß er auch am besten, wie er erhalten und repariert werden kann. Die Bibel enthält einige unglaubliche Hinweise, wie Krankheiten vermieden und Körper und Seele geheilt werden können.

Gesundheit und Gesetz

Die Thora, die ersten fünf Bücher der Bibel, werden im Jüdischen auch als „das Gesetz" bezeichnet. Wir finden darin drei Kategorien von Gesetzen – moralische, gesundheitliche und zeremonielle. Die Gerechtigkeit der Israeliten gründete darauf, dass sie das Gesetz hielten. Natürlich konnte niemand aufgrund des Gesetzes gerecht werden, denn es war unmöglich, das ganze Gesetz einzuhalten. Jeder hat gesündigt und ermangelt des Ruhms, den er bei Gott haben sollte (Röm. 3, 23).

Die Christen, die im Neuen Bund leben, halten sich noch immer an das moralische Gesetz der Thora, das wir als die Zehn Gebote kennen, nun aber nicht mehr, um vor Gott gerecht zu werden. Wir halten das Gesetz durch die Kraft des Heiligen Geistes, und wir wissen, dass Christus unsere Gerechtigkeit ist (siehe Sacharja 4, 6; 1. Korinther 1). Durch seinen Geist gibt Jesus uns die Kraft, das moralische Gesetz zu befolgen. Er kam nicht, um das Gesetz aufzulösen, sondern um es zu erfüllen (Matth. 5, 17).

Thora

*T*hora bedeutet „Gesetz" oder „Weisung". Wegen Israels ständigem Ungehorsam warteten die Propheten auf die Zeit, wenn die Weisung Gottes wieder direkt von Jerusalem ausgehen würde (Jes. 2, 3). Dann wird Gott selbst wieder lehren und richten. In Jesaja 42, 3-4 erklärt der Prophet, dass es die Aufgabe des Gottesknechts sein wird, aufgrund der Wahrheit Recht zu sprechen und ein neues Recht zu verkünden. Dieses Gesetz wird über das des Mose hinausgehen. Es wird nicht im Widerspruch zum alten Gesetz stehen, sondern auf ihm aufbauen und allgemeine Gültigkeit haben.

Jeremia sieht die Einsetzung eines Neuen Bundes, dessen Gesetz dem Menschen ins Herz geschrieben wird (Jer. 31, 33). Der Mensch wird fähig sein, Gott aus innerem Antrieb heraus zu gehorchen. Dann wird der wahre Sinn des Gesetzes – nämlich den Menschen in ein reiches und fruchtbares Leben in der Gemeinschaft mit Gott zu führen – in vollem Umfang erreicht sein.[2]

Auch die Wahrheiten, die in den Gesundheitsvorschriften des Alten Testaments offenbart sind, haben unter dem Neuen Bund nichts von ihrer Gültigkeit verloren. Unsere Gesundheit wird noch immer geschützt, wenn wir die Gesundheitsgesetze des Alten Testaments befolgen. Unsere Gerechtigkeit allerdings hängt nicht davon ab, ob wir diese oder andere Gesetze befolgen, wie es damals für die Israeliten galt.

Diese Wahrheiten sind jedoch noch immer gültig, und wir sind verantwortlich dafür, auf unseren Körper zu achten, der ein Tempel des Heiligen Geistes ist. Wie wir das tun können, dafür finden wir in der Bibel interessante Hinweise.

Die Wahrheit über das Fett

Im ersten Kapitel habe ich bereits ausgeführt, dass die Thora den Verzehr von Nahrungsmitteln verbietet, die schädliche fettige Substanzen, nämlich LDL-gesättigte Fette, enthalten. Warum befiehlt die Bibel uns, solche fetten Produkte nicht zu essen? Wir finden bei Mose zwei spezielle Verbote:

- Dies sei eine ewige Ordnung für eure Nachkommen, über all, wo ihr wohnt, dass ihr weder Fett noch Blut esset. 3. Mose 3, 17
- Rede mit den Israeliten und sprich: Ihr sollt kein Fett essen von Stieren, Schafen und Ziegen. 3. Mose 7, 23

Warum sind diese Verbote für uns so wichtig? Über 53 Prozent der Menschen in den großen Industrieländern sterben an Herzkrankheiten. Herzkrankheiten aber werden in den meisten Fällen durch Fettablagerungen verursacht, die sich – oft schon im Teenageralter – in den Arterien bilden. Die Symptome reichen von *Angina pectoris* (Beklemmung oder Druck auf der Brust) über schwere Schmerzen aufgrund eines Herzinfarkts bis zu Herzversagen mit Flüssigkeitsansammlungen im Körper. Die folgenden Ernährungsschritte, die auf der *Bibeltherapie* basieren, helfen, die Fettaufnahme zu reduzieren. Es geschieht nur zu unserem eigenen Nutzen, wenn wir die Gesundheitsvorschriften Gottes befolgen.

Reduzieren Sie die Fettaufnahme, indem Sie:

▷ nicht öfter als drei- oder viermal im Monat mageres Rindfleisch essen;
▷ nur Oliven- und Rapsöl verwenden;

▷ an drei Tagen pro Woche überhaupt kein Fleisch essen.
Essen Sie an diesen Tagen nur Obst und Gemüse;
▷ mindestens zwei- oder dreimal pro Woche Fisch essen,
und zwar am besten „Kaltwasser"-Fische wie Lachs, Kabeljau und Hering.

Reine und unreine Tiere

Die Aufzählung der reinen und unreinen Tiere aus 3. Mose
11 und 5. Mose 14 hat eine Bedeutung, die allzu oft überse-
hen wird. Hier werden nicht nur aus einer Laune heraus bestimmte Tabus genannt. Die Auflistungen betonen eine Tatsache, die erst spät im letzten Jahrhundert entdeckt wurde
und auch heute noch nicht überall bekannt ist: Tiere können
Krankheiten übertragen, die für den Menschen gefährlich
sind.

Fünf Gruppen können ganz grob unterschieden werden,
auch wenn sie nicht direkt so benannt werden, nämlich: *Säugetiere, Vögel, Kriechtiere, Wassertiere und Insekten.*

1. Säugetiere. Die reinen Tiere mit Fell gehören zu einer einzigen Gruppe, gleichgültig, ob es sich um wilde Tiere oder
Haustiere handelt. Es sind die als Wiederkäuer bekannten
Tiere. Sie sind noch heute die wichtigsten Fleischlieferanten.
Einige andere sind zwar als essbar anerkannt. Es war jedoch
einfacher, sich an eine einzige Regel zu halten: Rein sind die
Säugetiere, die gespaltene Hufe haben und ihr Futter wie-
derkäuen. Die Tiere, auf die nur das eine oder das andere zu-
traf, waren damit ausgeschlossen, und drei dieser Tiere werden ausdrücklich genannt: der Hase, der Klippdachs und das
Schwein. Wahrscheinlich ging es vor allem darum, das
Schwein auszuklammern, von dem man heute weiß, dass es
verschiedene für den Menschen gefährliche Parasiten überträgt. Schweinefleisch ist nur sicher, wenn es gut durchge-
gart ist. Außerdem ist das Schwein ein Aasfresser und kann
darum automatisch andere Krankheiten übertragen.

2. Vögel. Vögel gibt es so viele, dass man sie nicht einzeln klassifizieren kann. Die verbotenen Arten werden genannt. Alle anderen können gegessen werden. Einige der Bezeichnungen sind unklar und auch aus dem Kontext heraus nicht zu deuten. Die Übersetzungen gehen hier auseinander. Allgemein ist man aber der Ansicht, dass vor allem die Beutevögel verboten sind – Krähen und andere aas- oder fleischfressende Tiere.

3. Kriechtiere. Die Liste in 3. Mose 11, 29-30 nennt die meisten Kriechtiere. Sie alle sind verboten. In Vers 42 wird auch eine Schlange verboten: „Alles, was auf dem Bauch kriecht ...“

4. Wassertiere. Obwohl Fische in keiner der Aufzählungen ausdrücklich genannt werden, sind sie in der weiteren Kategorie „was im Wasser lebt“ inbegriffen (3. Mose 11, 9). Hier heißt es, dass die „reinen“ Tiere Schuppen und Flossen haben sollten. Alle Krusten- und Schalentiere und ähnliches ist ausgeschlossen.

5. Insekten. Trotz der großen Vielfalt werden nur wenige Arten von Insekten gegessen, selbst in Ländern, in denen es nur wenig tierisches Eiweiß gibt. Der Verzehr von Termiten (weiße Ameisen) kann in bestimmten Gegenden sinnvoll sein, die Familie der Grashüpfer – leicht an den Sprungbeinen zu erkennen – ist aber die bei weitem wichtigste. Sie sind die einzigen reinen Insekten im mosaischen Gesetz, die mit dem seltsamen, aber eindrücklichen Satz beschrieben werden: „Was oberhalb der Füße noch zwei Schenkel hat, womit es auf Erden hüpft“ (3. Mose 11, 21). Heuschrecken werden am besten als „in Schwärmen lebende Grashüpfer“ bezeichnet. Sie sind absolute Vegetarier und ein nützliches Nahrungsmittel wegen ihres hohen Eiweiß- und Kaloriengehalts. In wärmeren Ländern waren die Heuschrecken schon in der Frühzeit ein Standardnahrungsmittel, und es ist zu vermuten, dass sie auch auf der Wüstenwanderung des Volkes Israel regelmäßig verzehrt wurden.[3]

Bestimmte Lebewesen wurden also als rein oder unrein bezeichnet. Im hebräischen Text heißt es: „[...] auf dass ihr unterscheidet, was unrein und rein ist" (3. Mose 11, 47). Die reinen Tiere durften gegessen werden, während es verboten war, irgendetwas Unreines zu essen. Die Leichen von Menschen oder Tieren wurden als unrein bezeichnet und durften nicht angerührt werden. Wer es dennoch tat, war unrein, bis er die vorgeschriebene zeremonielle Waschung vornahm. Hier eine Auswahl der Abschnitte aus 3. Mose, in denen von den Dingen die Rede ist, die unrein waren:

- Oder wenn jemand etwas Unreines anrührt, es sei ein Aas von einem unreinen Wild oder Vieh oder Gewürm, und wußte es nicht und wird's inne und hat sich so verschuldet ... 3. Mose 5, 2

- Nur diese dürft ihr nicht essen von dem, was wiederkäut und gespaltene Klauen hat: das Kamel, denn es ist zwar ein Wiederkäuer, hat aber keine durchgespaltenen Klauen, darum soll es auch unrein sein. 3. Mose 11, 4

- Das ist das Gesetz von den vierfüßigen Tieren und Vögeln und von allen Tieren, die sich regen im Wasser, und von allen Tieren, die auf der Erde kriechen, auf daß ihr unterscheidet, was unrein und rein ist und welches Tier man essen und welches man nicht essen darf. 3. Mose 11, 46-47

- Und alles, worauf ihr Aas fällt, das wird unrein, jedes hölzerne Gefäß oder Kleider oder Fell oder Sack. Und alles Gerät, das zum Gebrauch dient, soll man ins Wasser tun; es ist unrein bis zum Abend und dann wieder rein. 3. Mose 11, 32

- Und wenn der Priester die Stelle an der Haut sieht, daß die Haare dort weiß geworden sind und die Stelle tiefer ist als die übrige Haut, so ist es eine aussätzige Stelle. Wenn der Priester das an ihm sieht, soll er ihn unrein sprechen. 3. Mose 13, 3

- Dies dürft ihr essen von dem, was im Wasser lebt: alles, was Flossen und Schuppen hat im Wasser, im Meer und in den Bächen, dürft ihr essen. Alles aber, was nicht Flossen

und Schuppen hat im Meer und in den Bächen von allem, was sich regt im Wasser, und allem, was lebt im Wasser, soll euch ein Greuel sein [...] Denn alles, was nicht Flossen und Schuppen hat im Wasser, sollt ihr verabscheuen.
3. Mose 11, 9-10.12

• Das Schwein, denn es hat wohl durchgespaltene Klauen, ist aber kein Wiederkäuer; darum soll es euch unrein sein.
3. Mose 11, 7

Es waren also ganz bestimmte Arten von Tieren, die für den Verzehr als unrein galten, vor allem Schwein und Meeresfrüchte wie Krabben oder Austern, die keine Schuppen haben. Warum? Die Bibel wusste um die potenziell ungesunden (unreinen) Aspekte dieser Nahrungsmittel – schon Jahrhunderte bevor die Wissenschaft entdeckte, dass Schweine die tödlich verlaufende Trichininfektion übertragen und Krabben Schwermetalle (Quecksilber oder Blei) enthalten können.

Sauberkeit und Quarantäne

Die Bibel befahl den Israeliten, auf Sauberkeit zu achten und Kranke auszusondern, und das schon lange, bevor die Wissenschaft entdeckte, was es mit ansteckenden Krankheiten auf sich hatte.

Der erste Hinweis auf Sauberkeit findet sich in 2. Mose 19, 10: „Und der Herr sprach zu Mose: Geh hin zum Volk und heilige sie heute und morgen, dass sie ihre Kleider waschen." Waschen als ein Akt der Reinigung, der Hygiene und Sauberkeit war für die eigene Haut, für Kleider, Häuser und das Essen vorgeschrieben.

Wer an einer ansteckenden Krankheit wie zum Beispiel Lepra litt, wurde abgesondert, um die Bevölkerung vor der Gefahr einer Ansteckung zu bewahren. Ich habe bereits das Verbot des Verzehrs von Fett oder Blut (3. Mose 7, 26) erwähnt. Dieses Verbot stimmt mit den aktuellen medizinischen Erkenntnissen überein, dass Blut zum Träger von Infektionskrankheiten werden kann. In seiner klassischen Medizingeschichte schreibt F.H. Garrison:

- Die alten Hebräer waren im eigentlichen Sinn die Entdecker der Prophylaxe, und die Hohenpriester waren die Gesundheitspolizei. Sie hatten feste Bestimmungen zur rituellen Hygiene und kultischen Reinheit. Das dritte Buch Mose enthält die striktesten Bestimmungen im Blick auf das Berühren unreiner Gegenstände, das richtige Essen, die Reinigung der Frau nach einer Geburt, die Hygiene während der Menstruation, den Abscheu vor sexuellen Verirrungen und die Verhütung ansteckender Krankheiten. Im bemerkenswerten Kapitel über die Diagnose und Verhütung von Lepra, Tripper und Weißfluss (3. Mose 13-15) werden im Blick auf Absonderung, Desinfektion (bis hin zum Abschaben der Hauswände oder dem ganzen Abbruch eines Hauses) und dem alten mosaischen Ritus der Einäscherung der Kleider des Patienten und anderer infizierter Stoffe Anweisungen gegeben, die durchaus dem gesunden Menschenverstand entsprechen.[4]

Noch ein weiteres Schlüsselprinzip der Medizin kann bei näherem Hinsehen in der Bibel entdeckt werden: Die Rechte des Einzelnen werden eingeschränkt, wenn seine Gesundheit oder sein Verhalten die Gesundheit der Gesellschaft als Ganzes gefährdet. Die Vorstellung einer ganzheitlichen Persönlichkeit ist auch im Neuen Bund bekannt. Paulus schreibt: „Damit im Leib keine Spaltung sei, sondern die Glieder in gleicher Weise füreinander sorgen. Und wenn ein Glied leidet, so leiden alle Glieder mit, und wenn ein Glied geehrt wird, so freuen sich alle Glieder mit" (1. Kor. 12, 25-26). Die Bibel hat also nicht nur die Gesundheit des Einzelnen im Blick, sondern auch die der Gesamtheit.

Die Hygienevorschriften aus den ersten Büchern der Bibel haben sich als so wirksam erwiesen, dass sogar die Kolonialarmee unter General George Washington sie befolgte!

So befahl er der Armee, die von General McDougall befehligt wurde, die Hygienevorschriften aus dem fünften Buch Mose während des Kolonialkriegs für das Militär als allgemein verbindlich einzuführen. In dem Text, auf den Washington sich ganz konkret bezog, heißt es:

- Wenn jemand unter dir ist, der nicht rein ist, weil ihm des Nachts etwas widerfahren ist, der soll hinaus vor das Lager gehen und nicht wieder hineinkommen, bis er vor dem Abend sich mit Wasser gewaschen hat; und wenn die Sonne untergegangen ist, soll er wieder ins Lager gehen. Und du sollst draußen vor dem Lager einen Platz haben, wohin du zur Notdurft hinausgehst. Und du sollst eine Schaufel haben, und wenn du dich draußen setzen willst, sollst du damit graben; und wenn du gesessen hast, sollst du zuscharren, was von dir gegangen ist. Denn der Herr, dein Gott, zieht mit dir inmitten deines Lagers, um dich zu erretten und deine Feinde vor dir dahinzugeben. Darum soll dein Lager heilig sein, daß nichts Schändliches unter dir gesehen werde und er sich von dir wende. 5. Mose 23, 11-15

General Washington merkte dazu an:

- In der Geschichte dieses Volkes mussten die Soldaten die Aufmerksamkeit bewundern, die den Reinheitsgeboten gewidmet wurde. Sie waren verpflichtet, zwei- bis dreimal pro Tag ihre Hände zu waschen. Schmutzige Kleider waren ein Abscheu. Alles, was irgendwie schmutzig oder verunreinigt war, war absolut verboten; und wer Geschwüre oder eine Hautkrankheit hatte, musste das Lager verlassen. Es wurde die größte Mühe darauf verwandt, die Luft, die man atmete, frei von Infektionen zu halten. Sie mussten einen Ort außerhalb des Lagers aufsuchen und eine Schaufel mitnehmen und damit graben; und wenn sie gesessen hatten, mussten sie zuscharren, was von ihnen gegangen war.[5]

In früheren Zeiten halfen die Anweisungen der Bibel sowohl Priestern wie auch dem Volk, Krankheiten zu erkennen und an ihrer Ausbreitung zu hindern. Wie wir noch sehen werden, diente auch die koschere Ernährung, wie sie in der Thora empfohlen wurde, dazu, Krankheiten vorzubeugen, während sie gleichzeitig Gesundheit und Lebensdauer förderte. Die Bibel kannte auch Gemütskrankheiten wie zum Beispiel Depression und wusste um die heilende Wirkung der Musik bei der Behandlung depressiver Leiden (siehe 1. Samuel 16, 23). Heute ist es allgemein anerkannte Praxis, bei der Behandlung von Patienten mit psychischen oder chronischen Erkrankungen die Musik zu Hilfe zu nehmen.

Viele der Nahrungsmittel des Alten Bundes, die in den Ernährungsvorschriften ausdrücklich erwähnt werden, finden wir heute in der so genannten Mittelmeerdiät wieder, auf die ich im fünften Kapitel näher eingehen werde. Zunächst aber wollen wir uns noch einigen Erkenntnissen aus dem Neuen Bund zuwenden.

Jesus, der große Arzt

Der Blick ins Alte Testament hat gezeigt, dass Gott in die Schöpfung selbst viele Elemente hineingelegt hat, vor allem im Bereich von Ernährung und Hygiene, die uns auf natürliche Weise helfen, gesund zu leben. Dabei wollen wir nicht vergessen, dass Gott sowohl auf natürliche wie auf übernatürliche Weise heilen kann.

Jesus, der große Arzt, konzentrierte sich im Anfang seines Dienstes vor allem auf zwei Bereiche: Heilen und Lehren. Die Tatsache, dass er immer wieder vom Mitleid dazu bewegt wurde, Menschen zu heilen, weist uns auf einen weiteren Aspekt der *Bibeltherapie* hin: Jesus will, dass wir gesund sind und von aller Krankheit heil werden. Das kommt in der Begegnung mit einem Leprakranken besonders dramatisch zum Ausdruck:

- Und es kam zu ihm ein Aussätziger, der bat ihn, kniete nieder und sprach zu ihm: Willst du, so kannst du mich reinigen. Und es jammerte ihn, und er streckte die Hand aus, rührte ihn an und sprach zu ihm: *Ich will's tun;* sei rein! Und sogleich wich der Aussatz von ihm, und er wurde rein. Markus 1, 40-42, Hervorhebung durch den Verfasser

Jesus sah sich als Arzt für beides, Körper *und* Seele:

- Als Jesus das hörte, sprach er: Die Starken bedürfen des Arztes nicht, sondern die Kranken. Matthäus 9, 12
- Als Jesus das hörte, sprach er zu ihnen: Die Starken bedürfen keines Arztes, sondern die Kranken. Ich bin gekommen, die Sünder zu rufen, und nicht die Gerechten. Markus 2, 17
- Und er sprach zu ihnen: Ihr werdet mir freilich dies Sprichwort sagen: Arzt, hilf dir selber! Denn wie große Dinge haben wir gehört, die in Kapernaum geschehen sind! Tu so auch hier in deiner Vaterstadt! Lukas 4, 23

Jesus ist der Messias, der in Jeremia 8, 22 prophetisch geschaut wird: „Ist denn keine Salbe in Gilead, oder ist kein Arzt da? Warum ist denn die Tochter meines Volks nicht geheilt?"

Das Wirken Jesu hatte vor allem zum Ziel, kranke Körper und gequälte Seelen wieder gesund zu machen. Überall, wo er den Berichten in den Evangelien zufolge hinkam, trat er als der große Arzt auf. In den vier Evangelien findet man einundvierzig verschiedene Berichte von körperlicher und seelischer Heilung (insgesamt zweiundsiebzig, wenn man die mehrfach erwähnten Beispiele mitzählt). Vielfach wurde nicht nur ein einzelner Mensch geheilt, sondern eine ganze Menschenmenge.

Sozo – *heilen, retten, helfen*

Im Griechischen besteht ein enger Zusammenhang zwischen der Erlösung und der Genesung. Man wird von Sünde und Hölle errettet, um ein ewiges Leben in Gerechtigkeit zu führen. Sozo bezieht sich aber auch auf die Genesung von einer Krankheit. Der Körper wird von einem konkreten Leiden geheilt (siehe Apg. 4, 9; 14, 9; Joh. 11, 12; Jak. 5, 15). Bei der Auferstehung wird der Leib auferstehen und aus der Sterblichkeit in die Unsterblichkeit übergehen. In den Evangelien wird bei dem Wunderwirken Jesu sechzehn Mal das Wort *sozo* gebraucht, wenn von körperlicher oder psychischer Heilung die Rede ist. Oft spielt der Glaube bei der Heilung eine Rolle und es heißt dann, dass der ganze Mensch gerettet ist (siehe Matth. 8, 25; Luk. 7, 50).[6]

Ich habe im ersten Kapitel bereits ein paar wichtige Erkenntnisse über die Einstellung der Bibel zur Gesundheit erwähnt, die wir von Jesu Wirken und Lehren lernen können. Es geht dabei um unseren *Weg zur Gesundheit.* Darauf möchte ich nun etwas ausführlicher eingehen.

Der Weg zur Gesundheit im Licht der Bibel

Es ist wunderbar, in den Evangelien von den Wunderheilungen Jesu zu lesen. Aber mancher fragt sich dabei vielleicht, ob Jesus auch heute noch der große Arzt ist. In Hebräer 13, 8 heißt es: „Jesus Christus gestern und heute und derselbe auch in Ewigkeit." Das bedeutet, dass der Messias, der vor zweitausend Jahren heilte, auch heute noch gesund macht.

Als Jesus über die Berge Palästinas wanderte, gab es noch keine so ausgeklügelte Medizin wie heute. Keine raffinierten Geräte, keine Computer oder medizinischen Labors. Die

Menschen wurden auf übernatürliche Weise geheilt. Gott zeigte ihnen aber auch andere Wege zur Gesundheit.

Die zehn Aussätzigen zum Beispiel wurden heil, „als sie gingen". Der Blinde wurde heil, als Jesus Lehm und Speichel auf seine Augen strich.

Heilung in unserer modernen Gesellschaft heute geschieht genauso wie damals in der biblischen Welt. Sie kann durch die Anwendung natürlicher Medizin eintreten, aber auch durch ein übernatürliches Einwirken von Gottes heilender Macht durch seinen heiligen Geist.

Die verschiedenen Prinzipien, die wir dazu in der Bibel finden können, möchte ich kurz zusammenfassen.

1. Gott hat auch für Sie einen ganz besonderen Weg zur Gesundheit. Auch wenn das Zeugnis anderer Ihnen Mut macht – der Weg muss für Sie nicht genauso aussehen. Zu dem Aussätzigen in Lukas 17 sagte Jesus: „Steh auf, geh hin" (17, 19). Mit dem Wort „hin" deutete er ihm eine ganz spezielle Richtung an.

Das heißt, Jesus schickte ihn nicht irgendwohin, sondern zeigte ganz konkret, welche Richtung dieser eine Leprakranke einschlagen musste, um gesund zu werden. Und er möchte auch von Ihnen, dass Sie Ihren eigenen Weg einschlagen – nicht den eines anderen.

Wir wollen noch ein anderes Beispiel ansehen. Elisa sandte seinen Boten zu Naaman mit der Botschaft: „Geh hin und wasche dich siebenmal im Jordan" (2. Könige 5, 10). Nicht jeder Leprakranke musste sich im Jordan waschen, nur Naaman. Das war der für ihn von Gott vorgesehene Weg.

2. Bitten Sie Gott im Gebet, Ihnen den für Sie richtigen Weg zu zeigen. Weil Gott unendlich groß ist, hat er auch unendliche Möglichkeiten. Seine Möglichkeiten, Sie gesund zu machen, sind von keiner Zeit oder Methode eingeschränkt. Da er als Ihr Schöpfer jedes Molekül an Ihnen kennt, weiß er auch genau, welche Therapie Sie brauchen (siehe Psalm 139, 13-16). Darum fragen Sie ihn nach Ihrem Weg. Jakobus schreibt: „Ist jemand unter euch krank, der rufe zu sich die Ältesten der Gemeinde, dass sie über ihm beten" (5, 14). Beten Sie und fragen Sie Gott nach seinem Weg für Sie – Ihrem Weg zur Gesundheit.

3. Gott gebraucht natürliche und übernatürliche Methoden, um zu heilen. Beschränken Sie Gott nicht auf Ihre eigenen Vorstellungen davon, wie er Sie gesund machen kann. Als gläubiger Arzt erlebe ich immer wieder, wie Menschen diesen Fehler begehen. Wenn sie zu mir kommen, haben sie schon ganz bestimmte Vorstellungen davon, wie Gott ihre Heilung bewerkstelligen soll. Damit aber schränken sie Gott ein und gehen völlig an den Grundsätzen der Bibel vorbei.

Jesus benutzte Lehm und Speichel, um den Blinden in Johannes 9 zu heilen. Zwei andere Blinde berührte er nur an den Augen. In Markus 8 tat er Speichel in die Augen eines Blinden und fragte ihn, ob er etwas sehe. Als der Mann die Menschen nur wie wandelnde Bäume erkennen konnte, legte er ihm die Hände auf die Augen und heilte ihn.

Drei Beispiele, und in jedem wurde dieselbe Krankheit, nämlich Blindheit, auf andere Weise geheilt. Sie haben vielleicht dieselbe Art von Krebs wie ein Mensch aus Ihrem Bekanntenkreis, aber die für ihn richtige Therapie kann ganz anders aussehen als Ihre. Fragen Sie nach Gottes Weg für Sie, nicht nach dem eines anderen Menschen.

4. Ihre Heilung kann plötzlich geschehen – oder sich über längere Zeit erstrecken. Vielleicht möchten Sie gern sofort gesund werden. Es kann aber sein, dass der Heilungsprozess länger dauert. Vergessen Sie es nicht, Gott sagt, seine Wege seien nicht unsere Wege und seine Gedanken nicht die unseren (Jesaja 55, 8-9). Denken Sie auch an Daniel 10: Es kann sein, dass im Himmel erst noch ein großer Kampf ausgetragen werden muss, bevor Ihre Heilung eintreten kann.

Zum Abschluss wollen wir uns nun noch ein paar wunderbaren Aussagen zuwenden, die wir in den Schriften von Lukas finden, der ja selbst Arzt war.

Lukas, der Arzt

Der Arzt Lukas, von dem das dritte Evangelium stammt, gebraucht in seinem Bericht über das Wirken Jesu wie auch bei der Schilderung einiger Ereignisse in der Apostelgeschichte eine ganz besondere medizinische Sprache. Aus den griechischen Texten von Lukas, dem geliebten Arzt (siehe Kolosser 4, 14), können wir darum ein paar äußerst interessante Erkenntnisse über das Heilen gewinnen.

In diesem Zusammenhang will ich auch noch kurz die Apokryphen und den Talmud erwähnen, alte Texte, die die Gedanken der Bibel zu Fragen der Gesundheit ergänzen und erweitern.

Lukas lebte in Antiochia, einer der großen Städte des römischen Reichs an der Handelsroute zwischen Kleinasien und Afrika. Es ist anzunehmen, dass er über das beste medizinische Wissen seiner Zeit verfügte. Die medizinischen Fachausdrücke, die er in Griechisch gebraucht, deuten darauf hin, dass er mit den Krankheiten und medizinischen Zuständen, die er beschrieb, bestens vertraut war. Ja, „er gebrauchte eine Sprache, wie sie nur ein gebildeter Arzt benutzen würde; eine Sprache, die die gebräuchlichen medizinischen Ausdrücke seiner Zeit aufwies. Struktur, Stil und Wortwahl zeigen deutliche Ähnlichkeit zu den Werken des Hippokrates, Aretäus, Dioskorides und Galenus. Diese Analyse spricht sehr dafür, dass der Arzt Lukas in der griechischen medizinischen Tradition ausgebildet war."[7]

In den Schriften des Lukas kommen einige sehr interessante Aspekte zum Vorschein. Auf die Parallelen in den synoptischen Evangelien Matthäus, Markus und Lukas haben die Gelehrten schon lange hingewiesen. In diesen ersten drei Evangelien finden sich viele Texte mit identischem oder fast identischem Wortlaut. Das hat manche zu dem Schluss veranlasst, das Markus-Evangelium sei das früheste und habe sowohl für Matthäus als auch Lukas, die später dazu kamen, als Vorlage gedient.

Ohne weiter auf diese Theorie einzugehen, können wir

jedoch feststellen, dass Lukas selbst dort, wo sein Text mit Matthäus und Markus übereinstimmt, eine eigene, medizinisch geprägte Sprache verwendet, um die Heilungswunder Jesu zu beschreiben, anstatt den Ausdrücken von Matthäus oder Markus zu folgen. Sein Gebrauch der griechischen medizinischen Fachsprache lässt einige interessante Schlüsse zu.

Hygiaino – *gesund machen, heilen*

Im säkularen griechischen Gebrauch bezieht sich *hygiaino* auf die körperliche Gesundheit. Das Heilen wird als Fähigkeit geschätzt, und die Gesundheit von Seele wie Leib sind wichtig. Die Septuaginta spricht einundvierzig Mal von Gesundheit und sieht *hygiaino* als ein Geschenk von Gott. Im Neuen Testament wird *hygiaino* in den Evangelien gebraucht, wenn von Jesus als dem Sieger über Sünde und Leid die Rede ist. Er macht durch sein Wort gesund (siehe Matth. 12, 13; Mark. 5, 34; Luk. 5, 31; Joh. 5, 9). Wenn Jesus den ganzen Menschen heil macht, dann befreit er ihn zu einem neuen Leben, das auch den Körper mit einbezieht (Joh. 7, 23). Er überträgt seine Kraft zu heilen oder gesund bzw. ganz zu machen auf die Apostel (Apg. 4, 10).[8]

Sei gesund (hygiaion). „Und Jesus antwortete und sprach zu ihnen: Die Gesunden bedürfen des Arztes nicht, sondern die Kranken" (Luk. 5, 31). Matthäus 9, 12 und Markus 2, 17 verwenden statt „die Gesunden" *(hygiaino)* den Ausdruck „die Starken" *(ischyontes)*.

Lukas will hier also betonen, dass Jesus ein tiefes Mitgefühl für die Menschen empfand, die krank waren. Doch das Interesse Jesu, so können wir vermuten, ging sicher über das Heilen als solches hinaus. Ihm war ganz grundsätzlich an der Gesundheit der Menschen gelegen! Warum? Weil gesunde

Menschen viel aktiver von Jesus als ihrem Herrn und Heiland zeugen können. Sie haben Kraft und Energie, um in Gottes Reich zu arbeiten und seinen Willen zu tun. Gesunde Menschen können sich um die Armen, Kranken und Benachteiligten kümmern und ihnen helfen. Was für ein armseliges Zeugnis wäre ich als Arzt, wenn meine Patienten entdecken müssten, dass ich selbst nicht gesund bin, weil ich nicht auf meinen Körper achte, den Gott mir geschenkt hat und durch seinen Geist erhält!

Die Therapie des Arztes (therapeia). Lukas gebraucht in seinen Schriften einige griechische medizinische Fachausdrücke, die nirgends sonst im Neuen Testament auftauchen. Einer dieser Ausdrücke ist das Wort *therapeia,* von dem unser „Therapie" abstammt. Lukas schreibt:

- Als die Menge das merkte, zog sie ihm nach. Und er ließ sie zu sich und sprach zu ihnen vom Reich Gottes und machte gesund, die der Heilung [Therapie] bedurften. Lukas 9, 11

Therapie bezieht sich auf das Heilen, das Wiederherstellen der Gesundheit und auf die medizinischen Anwendungen, die eine Heilung herbeiführen. Jesus, der große Arzt, gebrauchte sowohl die übernatürlichen wie die natürlichen Methoden, die der Vater ihm gegeben hatte, um Blinden das Augenlicht wiederzugeben, Aussätzige zu heilen und den an Leib und Seele Kranken Gesundheit zu bringen. Aus der Perspektive eines Lukas können wir annehmen, dass Jesus wie ein Arzt auftrat und heilte, nicht etwa wie ein Magier oder Scharlatan. Jesu Heilen hatte nichts Abergläubisches oder Okkultes, wie die Pharisäer und religiösen Leiter ihm vorwarfen (siehe Matthäus 9, 34). Vielmehr war Jesus ein Gefäß, durch das Gottes schöpferische und heilende Kraft wirkte, die zerbrochene Geschöpfe aufnehmen und allein durch seinen Willen gesund machen kann.

Iaomai – *heilen, wiederherstellen*

Das Substantiv *iatros* wird mit „Arzt" übersetzt. Der Arzt ist der Ausführende, das Instrument für die Heilung. Ein Mensch wird von einer körperlichen Krankheit geheilt oder von vielerlei Beschwerden befreit. Zur Zeit Jesu glaubten einige Juden, Krankheit sei die Folge der Sünde im Leben des Menschen. Heilung *(iaomai)* beinhaltete dann also auch, dass die Wunden der Seele, die durch die Sünde verursacht worden waren, geheilt wurden.[9]

Jesus heilt alle Krankheit. Lukas bezeugt, dass Jesus körperliche Leiden mit klaren somatischen Symptomen heilte, die er, Lukas, mit medizinischer Präzision beschrieb. Weit öfter als die anderen Evangelisten gebraucht Lukas das Wort *iaomai,* das bedeutet „in medizinischem Sinne heilen" und vom griechischen Wort *iatros* – „Arzt" abgeleitet ist. In der Endung „-iatrie" (Pädiatrie, Psychiatrie) lässt sich diese Wurzel noch erkennen. Noch erstaunlicher ist, dass das griechische Substantiv für „Heilung", *iasis,* im Neuen Testament nur dreimal vorkommt, und zwar nur bei Lukas (z.B. Lukas 13, 32; Apg. 4, 22). Lukas ist also der Einzige, der diesen medizinischen Fachausdruck verwendet.

Jesus ist der große Arzt. In den Evangelien gibt es nur eine Stelle, an der Jesus sich selbst als Arzt bezeichnet:

- Ihr werdet mir freilich dies Sprichwort sagen: Arzt *(iatre),* hilf dir selber! Denn wie große Dinge haben wir gehört, die in Kapernaum geschehen sind! Tu so auch hier in deiner Vaterstadt! Er sprach aber: Wahrlich, ich sage euch: Kein Prophet gilt etwas in seinem Vaterland. Lukas 4, 23-24

Jesus hatte also nichts dagegen, von den Menschen seiner Umgebung für einen Arzt gehalten zu werden. Er akzeptierte sowohl diese Rolle als auch die Angriffe, die sie ihm einbrachte.

Die biblische Einstellung zur Medizin, wie sie uns gerade auch in den Schriften des Lukas begegnet, lässt sich also folgendermaßen zusammenfassen:

- In der Bibel begegnen uns ein frühes Verständnis und eine realistische Einschätzung von Medizin und medizinischer Behandlung. Das Alte und das Neue Testament bestätigen, dass Gott sowohl natürliche als auch übernatürliche Gegebenheiten gebraucht, um gesund zu machen.
- Jesus hatte Mitleid mit allen Kranken, egal, von welchem Leiden sie befallen waren – ob körperlicher oder geistiger Art. Und er heilte alle Krankheiten.
- Der Schwerpunkt von Jesu Wirken lag darauf, körperliche wie seelische Leiden zu heilen. Jesus will nicht nur den Körper, sondern auch Seele und Geist retten und heilen (*sozo*).
- Lukas schildert Jesus als einen, der die Kranken wie ein Arzt behandelte, der seine natürliche Begabung wie auch übernatürliche Gaben benutzte, um den Menschen auf den für ihn bestimmten Weg zum Heil zu führen.

Kapitel 3

Gottes Weg erkennen – sechs Schritte zur Genesung

Die Bibel nennt uns sechs konkrete Schritte, wie wir den für uns richtigen Weg zur Genesung finden können. Gott kann uns sofort und auf übernatürliche Weise heilen. Die Heilung kann aber auch längere Zeit dauern, und es kann nötig sein, dass wir – zu seinen übernatürlichen Kräften und seiner Weisheit – auf der menschlichen Ebene selbst bestimmte Dinge in die Wege leiten müssen. Dabei kann es um eine Operation gehen, Therapien, Medikamente oder die Ernährung oder mehrere dieser Dinge in Kombination miteinander. Der Heilige Geist kann sowohl das Alte wie das Neue Testament gebrauchen, um uns zu zeigen, welchen Weg wir einschlagen sollen.

Auch wenn diese Schritte eine bestimmte Reihenfolge haben, können sie sich hin und wieder überschneiden, je nachdem, wie es für uns erforderlich ist. Die Erfahrung und das Wissen anderer können uns Mut machen und eine Hilfe sein. Doch der Weg eines anderen, selbst wenn er dieselben Symptome zeigte oder dieselbe Diagnose hatte, muss nicht unbedingt auch unser Weg sein. Die Schritte, die die Bibel uns aufzeigt, wollen Ihnen helfen, Ihren ganz persönlichen Weg zur Heilung zu finden.

Das Erste, was ich einem Patienten, der sich an der Bibel orientieren möchte, oft erkläre, ist, wie wichtig es ist, die Listen des Teufels zu erkennen. Bei Paulus lesen wir: „... damit wir nicht übervorteilt werden vom Satan; denn uns ist wohl bewusst, was er im Sinn hat ... Zieht an die Waffenrüstung Gottes, damit ihr bestehen könnt gegen die listigen Anschläge des Teufels" (2. Kor. 2, 11; Eph. 6, 11). Darum muss ein Mensch als Allererstes fragen: „Was greift mich hier an?"

Die Medizin geht ein körperliches Problem eigentlich nicht viel anders an. Sie versucht zunächst, eine Diagnose zu stellen und zu erkennen, wovon der Körper eines Menschen eigentlich befallen ist. Wenn Satan unseren Körper angreift, dann kann sich der Angriff auch im natürlichen, körperlichen Bereich abspielen. In der Medizin hat Gott uns gewisse Fähigkeiten und Methoden gegeben, wie wir diese natürlichen Listen und Anschläge Satans erkennen können.

Körperliche Leiden werden gelegentlich auch als direkte Angriffe des Teufels verstanden. Wenn wir Gottes Nähe suchen, stehen wir aber unter dem Schutz, den er über seine Kinder ausbreitet (siehe Hiob 1, 10). Allerdings gab Gott uns die Freiheit, ihn und seinen Schutz zu verlassen, indem wir uns gegen seinen Willen auflehnen. Dadurch werden wir auch anfällig für die Angriffe Satans.

Wir können uns von Gottes Willen beispielsweise abwenden, indem wir Dinge essen, die ungesund sind, wie etwa Nahrungsmittel mit einem hohen Gehalt an gesättigten Fetten. Oder wir haben nicht genug Bewegung. Vielleicht haben wir es zugelassen, dass Sünde, Unversöhnlichkeit, Sorgen oder Stress ihre schädliche Wirkung auf unseren Körper ausüben. Wenn wir uns nicht mehr in Gottes Schutz befinden, dann sind wir anfällig für die Angriffe aus der Finsternis von dem „Mächtigen, der in der Luft herrscht" (Eph. 2, 2). Wir können vielleicht eine organische Krankheit feststellen, aber wir brauchen auch geistliche Erkenntnis, um zu begreifen, dass dieser Angriff auf unseren Körper aus dem Bereich der Finsternis kommt. Die medizinische Diagnose reicht unter Umständen nicht aus, um die Krankheit zu verstehen. Wir dürfen auch die Methoden des Teufels nicht außer Acht lassen.

Es ist wichtig zu erkennen, dass die Gerechten, auch wenn sie unter Gottes Schutz stehen, leiden können. Mit anderen Worten: Wir erleben Angriffe. Die Bibel sagt: „Der Gerechte muß viel erleiden, aber aus alledem hilft ihm der Herr" (Psalm 34, 20). Wir verstehen vielleicht nicht, warum wir manche Dinge erdulden müssen. Aber manchmal ist ein

Mensch für das Reich der Finsternis eine solche Bedrohung, dass Satan ihn mit allen Mitteln angreift. Ich glaube allerdings, dass der Christ, der unter Gottes Schutz steht, den Vorteil hat, bestimmte Dinge zu erkennen, und dass er so die Angriffe des Feindes überwinden kann. „Denn der in euch ist [der Heilige Geist], ist größer als der, der in der Welt ist" (1. Joh. 4, 4).

Wenn wir erkannt haben, um was für eine Art Angriff es sich handelt, dann können wir die verschiedenen Schritte anwenden, die die Bibel uns zeigt, um Gottes persönlichen Weg für uns zu finden. Diese Schritte wollen wir uns nun im Einzelnen ansehen.

Wenn ein Arzt seine Diagnose gestellt hat, dann folgt er bei der Behandlung in der Regel einem Protokoll oder einer Reihe von Anweisungen, die von Fachleuten erarbeitet wurden und auf dem Wissen basieren, das ihnen rein menschlich gesehen zur Verfügung steht. Die Bibel aber sagt uns, dass Gottes Wege nicht unsere Wege sind und seine Gedanken nicht unsere Gedanken (Jes. 55, 8-9). Sein Weg muss nicht immer den strengen medizinischen Vorgaben folgen. Seine Weisheit und sein Wissen übersteigen alles, was begrenztes Wissen, Erfahrung oder Forschung auf dem Gebiet der Medizin zusammengetragen haben. Eine auf der Bibel basierende Behandlung fragt nicht immer, was Arzt oder Medizin von uns erwarten, damit wir Heilung finden. Die wesentliche Frage lautet vielmehr: *Was erwartet Gott von mir?*

Möchte Gott, dass ich mich einfach im Glauben auf sein Wort berufe und bekenne, dass ich durch seine Wunden geheilt bin? Möchte er, dass ich seine übernatürliche Heilungskraft mit natürlichen Wirkstoffen und einer ärztlichen Behandlung kombiniere? Die Heilung, die er schenkt, kann auch durch natürliche Substanzen bewirkt werden (Joh. 9, 1-7). Das können Medikamente sein, Operationen, eine pflanzliche Substanz oder eine Kombination verschiedenster Elemente, die Gott uns zeigt, damit einem bestimmten Menschen geholfen werden kann.

In Philipper 4, 6 heißt es: „Sorgt euch um nichts." Wenn

wir Gott im Gebet darum bitten, uns den Weg zur Genesung zu zeigen, dann sollen wir uns keine Sorgen machen. Wie ist das möglich? Damit sind wir beim ersten wichtigen Schritt der *Bibeltherapie:*

Schritt 1 – Wirf deine Sorgen auf den Herrn

Angst und Sorge können uns daran hindern, im Gebet nach der Führung des Geistes für unsere Heilung zu fragen. Die Bibel zeigt uns, wie wir von dieser Angst frei werden können:

- Alle eure Sorge werft auf ihn; denn er sorgt für euch.
  1. Petrus 5, 7

Wie oft erlebe ich, dass Patienten von Angst und Sorgen beherrscht und fast verschlungen werden. Sie haben irgendwelche körperlichen Symptome festgestellt, und jetzt machen sie sich Sorgen wegen der negativen Diagnose eines Arztes. Die Angst ist der Feind, den sie zunächst überwinden müssen, denn sie ist kontraproduktiv, sowohl für ihren Glauben als auch für ihr Gebetsleben. „Der Glaube ist eine feste Zuversicht auf das, was man hofft, und ein Nichtzweifeln an dem, was man nicht sieht" (Hebr. 11, 1).

Wenn Sie mit solchen Ängsten und Sorgen zu tun haben, dann möchte ich Ihnen versichern: Auch Sie sind durch Jesu Wunden geheilt. Wenn ich einen ängstlichen Patienten vor mir sitzen habe, dann erzähle ich ihm von anderen Patienten, die Gott geheilt hat, und sage ihm: „Sie müssen Ihre Ängste und Sorgen auf den Herrn werfen. Ein für allemal!"

Einen Patienten mit Magenschmerzen lasse ich vielleicht diese Worte beten:

Herr Jesus, ich werfe meine Angst über diese Magenschmerzen ein für allemal auf dich. Hier ist sie. Ich gebe sie dir, Vater. Ich weiß, dass du mich liebst und für mich sorgst. Deine vollkommene Liebe treibt alle Furcht in mir aus. In Jesu Namen und durch seine Wunden bin ich heil. Amen.

Ich weise meinen Patienten allerdings auch darauf hin, dass die Angst ein paar Tage, nachdem er so gebetet hat, wahrscheinlich zurückkommen wird, und rate ihm, dann nicht noch einmal dasselbe Gebet zu sprechen. Denn nun ist es der Teufel, der ihn mit der Angst anzugreifen versucht, und deshalb muss er jetzt eine Proklamation gegen den Teufel richten. Ich erinnere ihn daran, dass er seine Sorgen und Ängste bereits *ein für allemal* auf Jesus geworfen hat! Er muss es nicht noch einmal tun. Stattdessen muss er sich nun gegen Satan wenden und sagen: „Satan, ich habe die Angst wegen meiner Magenschmerzen auf meinen himmlischen Vater geworfen, so wie er es mir gesagt hat. Er würde mich nicht auffordern, meine Sorgen auf ihn zu werfen, wenn ich das nicht tun könnte. Deshalb gebiete ich dir, Satan, und befehle dir, mich nicht mehr mit diesen Angst machenden Gedanken anzugreifen."

Satan kann seinen Angriff ein paar Tage später wiederholen. Wieder erinnere ich meine Patienten daran, dass sie ihre Sorgen nicht noch einmal auf den Herrn werfen müssen. Er hat ihre Furcht bereits mit seiner völligen Liebe ausgetrieben (1. Joh. 4, 18). Wenn sie dem Teufel zwei- oder dreimal gebieten und die Angriffe auf ihre Gedanken binden, dann werden die Angst erregenden Gedanken aufhören. Dann finden meine Patienten in Jesus Christus den Frieden, der alles Denken übersteigt. Ich habe erfahren, dass dieser Schritt, nämlich *unsere Sorgen auf den Herrn zu werfen,* die Menschen frei macht zum Gebet. Er stärkt auch ihren Glauben, und sie können Gott nun um Heilung bitten.

Schritt 2 – Bete und bitte Gott um Heilung

In Philipper 4, 6 haben wir gelesen: „Sorgt euch um nichts." Wenn meine Patienten ihre Sorgen auf Gott geworfen haben, so dass ihre Ängste ihre Gebete nicht mehr hindern können, dann sind sie bereit, entsprechend dem Rest in Vers 6 und 7 zu Gott zu beten:

- [...] sondern in allen Dingen laßt eure Bitten in Gebet und Flehen mit Danksagung vor Gott kundwerden! Und der Friede Gottes, der höher ist als alle Vernunft, bewahre eure Herzen und Sinne in Christus Jesus.

Eine *Bitte* ist eine ganz konkrete Forderung. Wenn ein Patient vom Arzt alle Informationen über seine Krankheit erhalten hat, wenn er über die Listen und Methoden des Teufels Bescheid weiß und seine Sorgen auf den Herrn geworfen hat, dann ist er jetzt auch in der Lage, Gott ganz konkret um Heilung zu bitten.

Ein junger Mann Anfang zwanzig kam mit einer genetischen Krankheit namens Neurofibromatose zu mir. Das ist eine seltene Krankheit, der während des Studiums nur ein paar Stunden gewidmet werden, weil es sehr unwahrscheinlich ist, im Lauf der medizinischen Praxis einem Patienten mit dieser Krankheit zu begegnen. In den USA ist etwa einer von fünfzigtausend Menschen davon betroffen. Die Krankheit hatte in der Familie des betreffenden Patienten schon böse gewütet. Sie besteht darin, dass sich an Nerven, Haut oder inneren Organen Tumore bilden, die mit der Zeit lebensbedrohend werden. Eine Heilungsmöglichkeit aus medizinischer Sicht gibt es nicht. Der junge Mann wollte aber auf keinen Fall an dieser Krankheit sterben wie schon so viele seiner Angehörigen; sein Vater und Bruder waren ihr bereits zum Opfer gefallen, seine Schwester lag im Sterben. Er sagte mir, dass Gott ihm gezeigt hätte, dass er mich aufsuchen sollte. Gemeinsam gingen wir nun alle Informationen durch, die wir über die Krankheit und ihre Auswirkungen auf seinen Körper hatten. Wir warfen alle Sorgen auf den Herrn und waren nun bereit, für seinen Weg zur Genesung zu beten.

„Dr. Cherry", sagte er. „Ich will nicht so jung sterben.

Diese Krankheit löscht noch meine ganze Familie aus. Ich brauche Ihre Hilfe!"

Rein menschlich gesehen war ich als Arzt zunächst einmal ratlos. Ich wusste, dass es vom medizinischen Standpunkt aus keine Therapie für diese Krankheit gab. Nach der Untersuchung ging ich in mein Büro und begann zu beten: „Herr, was muss dieser Mann wissen? Er hat bereits alle Informationen, die es aus medizinischer Sicht über diese Krankheit gibt. Wie kann ich ihm helfen?"

Der Herr gab mir den Impuls, ein bestimmtes medizinisches Handbuch hervorzuholen. Ich schlug das Stichwort Neurofibromatose auf und las meinem Patienten vor, was dort stand, und begann ihm dann zu erklären, wodurch die Krankheit verursacht wurde. Ich hatte geglaubt, er wisse bereits alles über sein Leiden, so dass ich mit ihm darüber beten konnte. Aber Gott wusste, dass noch etwas fehlte. Deshalb musste ich ihm die Beschreibung aus dem Handbuch vorlesen. Dort hieß es, dass bei dieser Krankheit das Ende des Chromosoms 17 einen genetischen Defekt hat. Und plötzlich liefen dem jungen Mann die Tränen über die Wangen.

„Deshalb bin ich hergekommen, und deshalb hat mich der Herr zu Ihnen geführt", sagte er. „Ich frage die Ärzte schon seit Jahren, was diese Krankheit verursacht, aber keiner hat es mir je gesagt. Jetzt, wo ich die genaue Ursache kenne, nämlich ein Defekt des Chromosoms 17, kann ich auch gezielt für meine Heilung beten." Und er sagte noch einmal: „Ich will noch nicht sterben. Ich möchte Gott dienen. Ich möchte noch so viel für ihn tun."

Gott hatte es diesem Mann aufs Herz gelegt, ganz konkret für seinen Weg zur Genesung zu beten. Wir beteten dann gemeinsam darum, dass der Defekt des Chromosoms 17 sich in seinem Körper nicht in Form von neurofibromatösen Tumoren zeigen würde.

Ich sagte: „Wir sind uns im Gebet einig geworden, dass dieser Defekt in Ihrem Körper nicht zum Ausbruch kommen soll. Ich möchte, dass Sie jeden Tag mit diesem Chromosom

17 reden und ihm sagen, es solle sich normal verhalten und in Jesu Namen geheilt werden." Das war vor mehr als fünf Jahren. Heute erfreut sich der Mann bester Gesundheit und dient dem Herrn. Er hat gebetet und Gott ganz konkret um seine Heilung gebeten, und Gott hat sein Gebet erhört.

Schritt 3 – Lass dir von Gottes Geist deine Möglichkeiten zeigen

Wenn wir Gott im Gebet bitten, uns seinen Weg zu zeigen, dann müssen wir es dem Heiligen Geist erlauben, uns auf die Möglichkeiten hinzuweisen, die uns zur Verfügung stehen, und alle Bemühungen einstellen, die nicht seinem Willen entsprechen. In Kolosser 3, 15 schreibt Paulus: „Der Friede Gottes regiere in euren Herzen." In einer Erklärung heißt es dazu, dass der Friede Gottes wie ein Schiedsrichter in unseren Herzen wirke. Wir dürfen darum den Heiligen Geist bitten, wie ein Schiedsrichter in uns zu wirken, damit wir die verschiedenen Möglichkeiten erkennen, die uns zur Verfügung stehen, und uns dann für die richtige entscheiden, damit sein Friede in unseren Herzen regieren kann. Der Geist Gottes hilft uns, einen Überblick zu gewinnen, bis wir zu einer Entscheidung gelangen, die uns dann völligen Frieden gibt. Solange uns der Weg, den Gott uns führen will, nicht gänzlich klar geworden ist, werden wir unruhig und unentschlossen sein.

Wenn ich einem Patienten erkläre, welche Möglichkeiten für eine Heilung es gibt, und mit ihm darüber bete, prüfe ich auch selber diese Möglichkeiten. Auch ich muss fragen: „Ist es das, was Gottes Geist von uns will?" Wenn ein Weg nicht richtig ist, dann sollten wir den Heiligen Geist bitten, uns das zu zeigen, in unserem Geist eine Barriere aufzubauen und uns lieber Unruhe als Frieden ins Herz zu geben. In Apostelgeschichte 16, 6 lesen wir: „Sie zogen aber durch Phrygien und das Land Galatien, *da ihnen vom Heiligen Geist verwehrt wurde,* das Wort zu predigen in der Provinz Asien." Wir sehen also, dass der Heilige Geist uns vor bestimmten Möglichkeiten in unserem Leben die Tür verschließt. Er hindert uns in unserem Herzen daran, eine Entscheidung zu fällen oder in eine bestimmte Richtung zu gehen. Der Heilige Geist kann uns nicht nur Frieden geben, sondern uns auch einen bestimmten Zwang auferlegen. Wir prüfen, ob wir ihn recht verstanden haben, indem wir uns fragen: „Ist das Jesus? Ist es das, was Gott will?" Wenn Gottes Geist wie ein Schiedsrichter in unserem Herzen wirkt, dann leitet er uns so, dass wir bei den „offenen Türen", die er uns zeigt, seinen Frieden erfahren und erkennen, wo Unruhe und Unsicherheit darauf hinweisen, dass ein bestimmter Weg nicht richtig ist.

Wenn zum Beispiel eine Patientin Krebs hat, stehen ihr vielleicht mehrere Möglichkeiten offen: Bestrahlung, Chemotherapie, eine Operation oder anderes. Soll sie sich für eine entscheiden oder vielleicht für eine Kombination aus mehreren? Wie viele Bestrahlungen oder Chemotherapiesitzungen soll sie machen, wenn die Krankheit nicht gestoppt werden kann? Oder soll sie einfach am Glauben festhalten und warten und versuchen, ihr Immunsystem durch eine gesunde Ernährung zu stärken?

Oft sage ich einer solchen Patientin: „Sie sind hier, weil Sie herausfinden müssen, ob Sie schon alles getan haben und nun im Frieden Gottes ruhen sollen."

Ich habe schon so viele Christen erlebt, die bei einer Krankheit voller Panik von einer Klinik zur anderen reisen, nach Europa, in die Karibik oder nach Mexiko, und verzweifelt versuchen, die Wunderkur zu finden, anstatt im Herrn zu ruhen in dem Wissen, dass allein in seinem Blut die Hilfe für unser Leben liegt. Wenn wir alle Möglichkeiten geprüft haben, wird der Heilige Geist uns über die Frieden geben, die wir nach seinem Willen weiter verfolgen sollen, und dann dürfen wir uns auch ganz seiner Führung anvertrauen.

Schritt 4 – Glaube, der Berge versetzt

Jetzt sind wir so weit, dass wir zu unserem Berg reden können. Statt nur zu beten, zu bitten und zu prüfen, müssen wir nun einen Schritt weiter gehen. Jesus hat uns gelehrt, auch zu Bergen zu sprechen, und unsere Krankheit ist solch ein Berg, dem wir gebieten dürfen, dass er von uns weicht:

▷ Wahrlich, ich sage euch: Wer zu diesem Berge spräche: Heb dich und wirf dich ins Meer! und zweifelte nicht in seinem Herzen, sondern glaubte, daß geschehen werden, was er sagt, so wird's ihm geschehen. Darum sage ich euch: Alles, was ihr bittet, in eurem Gebet, glaubt nur, daß ihr's empfangt, so wird's euch zuteilwerden. Markus 11, 23-24

Wenn wir die ersten drei Schritte befolgt haben, wissen wir jetzt, was die Absicht des Teufels – oder anders gesagt, was unser Berg – ist. Das kann Gebärmutterkrebs sein, eine verstopfte Arterie oder ein Rückenmarkstumor. Wir dürfen zu unserem Berg reden.

Wie sprechen wir zu einem Berg? Wenn wir zu einer verstopften Arterie reden, dann sagen wir ihr, dass sie sich auflösen und zurückgehen soll. Wir sprechen zu den Blutplättchen, dass sie sich nicht an der rauen Arterienwand festklammern und so zu einem Herzinfarkt oder einem Hirnschlag führen sollen. Mit anderen Worten, wir sprechen ganz konkret und direkt mit unserem Berg, weil wir jetzt wissen, worum es geht, was wir beten sollen, was der Heilige Geist von uns will und was nicht und wie wir im Blick auf die Möglichkeiten, die der Heilige Geist uns gezeigt hat, Gottes Frieden haben können.

Wenn wir zu unserem Berg sprechen, dann beten wir ganz konkret darum, was der Heilige Geist uns gezeigt hat. Statt nur zu sagen: „Herr, mach mich gesund", beten wir jetzt: „Herr, ich bitte darum, dass die Ablagerungen weggehen, dass das Cholesterin aufgesaugt wird, dass es keine Blutplättchen gibt, die sich an den Ablagerungen festsetzen und den Blutfluss behindern. Dein Wort sagt mir, dass im Blut das Leben ist."

Ich will Ihnen ein weiteres Beispiel geben. Nehmen wir an, ein Patient weiß, dass er ein Melanom im fortgeschrittenen Stadium hat. Ein bösartiges Melanom ist eine Form von Hautkrebs, die sich rasch im ganzen Körper ausbreiten kann, wenn sie nicht erkannt und behandelt wird. Wie kann ein Mensch konkret zu diesem Berg sprechen? Er sollte beten: „Vater, das finstere Werk des Melanoms hat meinen Körper angegriffen. Die krebsartigen Zellen haben sich in meinem Körper geteilt und sich in die Lymphknoten und andere wichtige Organe eingenistet. Ich weiß, dass du, Herr, mir ein Immunsystem gegeben hast, mit Zellen, die du entworfen und geschaffen hast, damit sie solche anormalen Zellen angreifen und zerstören können. Darum, Vater, flehe ich vor deinem Thron, um des Blutes Jesu Christi willen, dass dieses Immunsystem aktiviert wird. Herr, ich sage zu meinem Immunsystem: Steh auf und greif die kranken Zellen an und erlöse meinen ganzen Körper von diesem Melanom. Weiter bitte ich dich, o Vater, dass der Heilige Geist mich in die Wahrheit leitet und mir zeigt, was ich von mir aus tun soll, um mein Immunsystem zu stärken und zu kräftigen."

Ich habe schon so oft erlebt, wie das, was die Medizin eine „spontane Remission", also ein plötzliches Zurückgehen der Krankheit, nennt *(ich spreche lieber von einer Heilung durch die Kraft Gottes),* eintritt, wenn ein Patient zu seinem Berg redet. Und ich kann Ihnen versichern, eine Remission, die für den Rest des Lebens andauert, ist mehr als ein medizinisches Geheimnis – das ist die *Bibeltherapie!*

Schritt 5 – Im Glauben feststehen

Wenn der Heilige Geist Ihnen die Schritte gezeigt hat, die Sie auf dem Weg zu Ihrer Heilung gehen sollen, wenn er Ihnen Frieden gegeben hat und Sie zu Ihrem Berg gesprochen haben, dann haben Sie *alles getan*. Jetzt geht es darum, im Glauben fest zu bleiben.

Im zehnten Kapitel des Buches Daniel sehen wir, wie Daniel im Gebet fest blieb und am Herrn festhielt. Ein Patient sieht in seiner Situation vielleicht keine sofortige Besserung oder Heilung. Einem solchen Menschen sage ich: „Sie müssen jetzt diese schwere Zeit durchmachen, weil im Himmel ein Kampf stattfindet. Die Mächte und Gewalten der Finsternis kämpfen gegen Ihre Heilung. Sie spüren und erleben in Ihrem Körper die Gewalt dieses geistlichen Kampfes. Sie sind für den Teufel und sein Reich der Finsternis eine Bedrohung. Aber wenn Sie Ihre Bitte vor Gott gebracht haben, ist Ihr Gebet schon am ersten Tag erhört worden. Jetzt machen Sie eine Zeit durch, in der Sie fest stehen und fest an Ihre Heilung glauben müssen." Ich erkläre dann weiter, dass Daniel einundzwanzig Tage warten musste, während Gott den Erzengel Michael ausgesandt hatte, um mit den Mächten der Finsternis zu kämpfen und die volle Antwort auf Daniels Gebet zu bringen. Auch wir müssen fest stehen wie Daniel und am Gebet festhalten, so wie es auch die Witwe bei Lukas mit ihren Bitten bei dem ungerechten Richter tat:

- Er sagte ihnen aber ein Gleichnis darüber, daß sie allezeit beten und nicht nachlassen sollten, und sprach: Es war ein Richter, der fürchtete sich nicht vor Gott und scheute sich vor keinem Menschen. Es war aber eine Witwe in derselben Stadt, die kam zu ihm und sprach: Schaffe mir Recht gegen meinen Widersacher! Und er wollte lange nicht. Danach aber dachte er bei sich selbst: Wenn ich mich schon vor Gott nicht fürchte noch vor keinem Menschen scheue, will ich doch dieser Witwe, weil sie mir soviel Mühe macht, Recht schaffen, damit sie nicht zuletzt komme und mir ins Gesicht schlage. Da sprach der Herr: Hört, was der ungerechte Richter sagt! Sollte Gott nicht auch Recht schaffen seinen Auserwählten, die zu ihm Tag und Nacht rufen, und sollte er's bei ihnen lange hinziehen? Ich sage euch: Er wird ihnen Recht schaffen in Kürze.

Doch wenn der Menschensohn kommen wird, meinst du, er werde Glauben finden auf Erden? Lukas 18, 1-8

Glaube – Gottvertrauen – erfordert, dass wir am Gebet festhalten und fest stehen, wie Daniel es tat, wie die Witwe vor dem Richter und der blinde Bartimäus bei Markus:

- Und sie kamen nach Jericho, und als er aus Jericho wegging, er und seine Jünger und eine große Menge, da saß ein blinder Bettler am Wege, Bartimäus, der Sohn des Timäus. Und als er hörte, daß es Jesus von Nazareth war, fing er an zu schreien und zu sagen: Jesus, du Sohn Davids, erbarme dich meiner! Und viele fuhren ihn an, er solle stillschweigen. Er aber schrie noch viel mehr: Du Sohn Davids, erbarme dich meiner! Und Jesus blieb stehen und sprach: Ruft ihn her! Und sie riefen den Blinden und sprachen zu ihm: Sei getrost, steh auf! Er ruft dich! Da warf er seinen Mantel von sich, sprang auf und kam zu Jesus. Und Jesus antwortete und sprach zu ihm: Was willst du, daß ich für dich tun soll? Der Blinde sprach zu ihm: Rabbuni, daß ich sehend werde. Jesus aber sprach zu ihm: Geh hin, dein Glaube hat dir geholfen. Und sogleich wurde er sehend und folgte ihm nach auf dem Wege. Markus 10, 46-52

Wenn Gottes Geist Ihnen im Blick auf Ihre Genesung Klarheit geschenkt hat, sind Sie dann bereit, fest zu bleiben und an seiner Verheißung festzuhalten? Uns wird geboten:

- Zuletzt: Seid stark in dem Herrn und in der Macht seiner Stärke. Zieht an die Waffenrüstung Gottes, damit ihr bestehen könnt gegen die listigen Anschläge des Teufels. Denn wir haben nicht mit Fleisch und Blut zu kämpfen, sondern mit Mächtigen und Gewaltigen, nämlich mit den Herren dieser Welt, die in dieser Finsternis herrschen, mit den bösen Geistern unter dem Himmel. Deshalb ergreift die Waffenrüstung Gottes, damit ihr an dem bösen Tag Widerstand leisten und alles überwinden und das Feld behalten könnt. Epheser 6, 10-13

Vergessen Sie es nicht: Gott zögert Ihre Heilung nicht hinaus. Nein, sie wurde bereits vor zweitausend Jahren am Kreuz erkauft. Sein Blut hat Sie geheilt. Jesaja hat bereits vorhergesagt: „Aber er [Jesus, der Messias] ist um unserer Missetat willen verwundet und um unserer Sünde willen zerschlagen. Die Strafe liegt auf ihm, auf daß wir Frieden hätten, und durch seine Wunden sind wir geheilt" (Jes. 53, 5; siehe auch 1. Petr. 2, 24). Wenn wir also um unsere Genesung beten, dann beten wir darum, dass Gottes Heilung, die durch das Blut, das Jesus am Kreuz bereits vergossen hat, bereits eingetreten ist, sich auch sichtbar zeigt. In seiner Liebe offenbart uns der Vater den Weg zur Heilung durch seine ultimative Therapie – das vergossene Blut Jesu Christi.

Schritt 6 –
Widerstand gegen die Werke der Finsternis

Damit wir beharrlich fest bleiben können, müssen wir eine ganz bestimmte Haltung einnehmen. Die größte Gefahr an diesem Punkt besteht darin, dass ein Patient passiv wird, dass er den Kampf nicht aufnehmen, sondern lieber aufgeben möchte. Aber wir müssen aktiv – ja sogar aggressiv – sein. „Aber von den Tagen Johannes des Täufers bis heute leidet das Himmelreich Gewalt, und die Gewalttätigen reißen es an sich" (Matth. 11, 12).

Wir werden als Christen in diesem Vers zu einem ganz einzigartigen und ungewöhnlichen Verhalten aufgerufen. Normalerweise versuchen wir so zu leben, dass wir in aller Demut die Früchte des Geistes zur Schau tragen. „Die Frucht aber des Geistes ist Liebe, Freude, Friede, Geduld, Freundlichkeit, Güte, Treue, Sanftmut, Keuschheit; gegen all dies ist das Gesetz nicht. Die aber Christus Jesus angehören, die haben ihr Fleisch gekreuzigt samt den Leidenschaften und Begierden. Wenn wir im Geist leben, so laßt uns auch im Geist wandeln" (Gal. 5, 22-25).

Diese Züge, Ausdruck für das Wesen Christi in uns, leben wir unseren Nächsten vor. Gegen die Ränke und Listen des Teufels aber sollen wir Gewalt zeigen. Wo wir mit den Werken des Teufels und den Fürsten und Gewalten der Finsternis zu tun haben, da müssen wir eine aggressive Haltung einnehmen und uns gegen sie erheben.

Wie sieht das aus? Wie können wir dem Reich der Finsternis aktiven Widerstand leisten? Zunächst einmal sollten wir uns vor Augen halten, dass das Himmelreich ursprünglich hier auf der Erde war. Adam und Eva erfreuten sich beide vollkommener Gesundheit – sie kannten keine Krankheit, kein Leid, keinen Schmerz. Wegen der Sünde und unserer gefallenen Natur hat Satan uns gestohlen, was eigentlich uns gehörte, und wir müssen es ihm mit Gewalt wieder entreißen. Deshalb erklären wir im Glauben und im Namen und der Kraft Jesu: *Nein, Satan! In Jesu Namen weigere ich mich, diese Krankheit in meinem Körper zu akzeptieren. In Jesu Namen gebiete ich dem Schmerz, mich zu verlassen. Mein Leib ist ein Tempel des Heiligen Geistes. Ich werde nicht zulassen, dass der Feind ihn angreift. Die Krankheit hat kein Recht und keinen Anspruch darauf, sich in meinem Körper, dem Tempel des Heiligen Geistes, auszubreiten, denn durch die Striemen Jesu und das Blut, das er für mich vergossen hat, bin ich heil. In Jesu Namen weise ich diese Krankheit zurecht.*

Eine solch aggressive Haltung ist nötig, um den Kräften der Finsternis zu widerstehen. Wenn wir die ganze Waffenrüstung Gottes – nämlich Jesus selbst – angelegt und alles getan haben, um fest zu stehen, dann müssen wir aktiv werden und zurückschlagen!

Lesen wir dazu, wie sich die vier Aussätzigen aus 2. Könige 7, 3-5 verhielten:

• Und es waren vier aussätzige Männer vor dem Tor, und einer sprach zu dem andern: Was sollen wir hier bleiben, bis wir sterben? Wenn wir auch in die Stadt gehen wollten, so ist Hungersnot in der Stadt, und wir müßten doch dort sterben. Bleiben wir aber hier, so müssen wir auch sterben. So laßt uns nun hingehen und zu dem Heer der Aramäer laufen. Lassen sie uns leben, so leben wir, töten sie uns, so sind wir tot. Und sie machten sich in der Dämmerung auf, um zum Heer der Aramäer zu kommen. Und als sie vorn an das Lager kamen, siehe, da war niemand mehr da.

Den Menschen, der alles getan hat, ermutige ich, eine aktive, ja aggressive Haltung einzunehmen. Sitzen Sie nicht herum und warten Sie auf den Tod. Wenn Gott in diesem Leben noch eine Aufgabe für Sie hat, bei der Sie ihm dienen und ihn verherrlichen können, dann packen Sie sie an. Halten Sie fest an seinem Wort und widerstehen Sie dem Reich der Finsternis. Hier noch einmal eine Zusammenfassung der sechs Schritte:

1. *Wirf deine Sorgen auf den Herrn* (1. Petr. 5, 7).
2. *Bete und bitte Gott um Heilung* (Phil. 4, 6-7).
3. *Lass dir von Gottes Geist deine Möglichkeiten zeigen* (Apg. 14, 27; 6, 16; Kol. 3, 15).
4. *Glaube, der Berge versetzt* (Mark. 11, 23-24).
5. *Im Glauben fest stehen* (Dan. 10; Mark. 10, 46-53; Luk. 18, 1-8).
6. *Widerstand gegen die Werke der Finsternis* (Matth. 11, 12).

Für jeden, der im Glauben lebt, hat Gott einen Weg zur Gesundheit. Durch das Blut Jesu steht Gottes *Therapie* jedem zur Verfügung, der auf Jesus als seinen Herrn und Heiland vertraut.

Kapitel 4

Genesung dank der
Bibeltherapie

Bei vielen meiner Patienten durfte ich miterleben, wie sie völlig geheilt wurden, wenn sie es lernten, die Schritte zu befolgen, die uns Gottes Weg zur Genesung zeigen. Wenn sie seinen Plan für ihr Leben erkannten, wenn sie zum Berg ihrer Krankheit sprachen und ihm geboten, sich dem Plan Gottes zu beugen, dann fanden sie die Heilung, nach der sie so verzweifelt gesucht hatten.

Vielleicht suchen auch Sie Heilung für Ihr Leben. Ich möchte Ihnen Mut machen, nicht aufzugeben. Gott hat auch für Sie einen Weg. Lesen Sie die Berichte in diesem Kapitel, und schöpfen Sie neue Hoffnung daraus, wie zehn Menschen es lernten, Gottes Prinzipien anzuwenden, um die Angriffe des Feindes auf ihren Leib zu überwinden. Sie waren siegreich, und heute vollenden sie den Lauf mit Freuden.

Frei von Diabetes

Frau B., eine überzeugte Christin, kam zu uns in die Klinik, nachdem etwa zwei Jahre zuvor Diabetes bei ihr festgestellt worden war. Der Arzt hatte ihr gesagt, sie müsste wohl für den Rest ihres Lebens in ärztlicher Behandlung bleiben, und sie hatte seine Diagnose akzeptiert. Weil sie überzeugte Christin war, begann sie jedoch, sich auf ihren Glauben zu besinnen und darauf, dass Gott der Arzt ist. Sie besuchte verschiedene Heilungsgottesdienste, und bei einer dieser Veranstaltungen hatte sie das Gefühl, Gott zeige ihr, dass sie von ihrer Diabetes geheilt sei. Man betete für sie, und danach setzte sie die Medikamente ab. Ein paar Wochen später begann sie sich ziemlich schwach zu fühlen. Schließlich ging sie doch wieder zu ihrem Arzt, der sie umgehend ins Krankenhaus schickte und eine Insulinbehandlung begann.

Auf einmal sah alles nur noch schwarz aus. Nicht nur, dass die Diabetes schlimmer war als je zuvor. Sie zeigte auch Symptome peripherer Neuropathie, das heißt, nun waren auch die Nerven in den Beinen und unteren Extremitäten betroffen. Es kam zu Taubheitsgefühlen oder Kribbeln. Außerdem war durch das Erleben in dem Heilungsgottesdienst auch ihr Glaube an Gott arg ins Wanken gekommen.

Als Frau B. zu uns in die Klinik kam, sah die Situation für sie, rein menschlich betrachtet, tatsächlich äußerst trübe aus. Sie hatte ernste körperliche Beschwerden, sie war entmutigt, hoffnungslos, und ihr Glaube hatte sehr abgenommen. Konnte es für sie von der Bibel her Hoffnung geben? Gab es auch für sie einen Weg zur Genesung?

Nach der Untersuchung gab uns Gott ganz konkrete Hinweise, die wir mit ihr besprechen sollten. Sie bekam genaue Anweisungen, was sie im Blick auf ihren Körper tun sollte. Wir verschrieben ihr verschiedene Medikamente, darunter hoch dosierte Antioxidationsmittel zum Schutz von Arterien und anderen Organen. Zusätzlich erhielt sie höhere Dosen von Vitamin B gegen die Neuropathie, und ihr wurde zusätzlich die Einnahme von 1000 Mikrogramm Chrom pro Tag verordnet. Dies waren alles natürliche Substanzen aus Nahrungsmitteln und anderen Quellen, in ihrem Fall waren allerdings höher konzentrierte Dosierungen nötig. Außerdem rieten wir ihr abzunehmen, und sie erhielt einen Ernährungsplan für die nach weit verbreiteter Ansicht beste Diät, die es heute gibt – die Mittelmeerdiät.

Um ihr Hoffnung zu geben, erklärten wir ihr dann Gottes Wort und zeigten ihr den Unterschied zwischen der Heilung des blinden Bartimäus in Markus 10, der durch das Wort Jesu und durch seinen Glauben auf übernatürliche Weise geheilt wurde, und dem Blinden aus Johannes 9, wo die Heilung durch eine natürliche Substanz geschah (Staub und Speichel). Die Heilung des Zweiten war ein Prozess (während er zum Teich von Siloah ging). Wir wiesen Frau B. darauf hin, dass auch sie geheilt werden würde, ja, dass sie durch das Blut Jesu eigentlich schon seit zweitausend Jahren geheilt sei. Jetzt beteten wir nur noch darum, dass die Heilung sich auch in ihrem Körper zeigen würde. Wir erklärten ihr, dass manche Menschen durch Gebet und Handauflegen auf übernatürliche Weise geheilt werden. In anderen Fällen sind ein längerer Heilungsprozess und natürliche Substanzen nötig, je nachdem, wie Gott es dem Menschen zeigt. Wir machten ihr Mut, zu ihrem Berg zu sprechen, fest an die Aussagen der Bibel zu glauben und den Werken der Finsternis Widerstand zu leisten (siehe Kapitel 3). Außerdem verordneten wir ihr die Einnahme von Medikamenten.

Ein paar Monate, nachdem ich der Frau unter der Leitung des Heiligen Geistes diese Anweisungen gegeben hatte, kam sie erneut in die Klinik. Ihr Blutzuckerspiegel war normal. Wir nahmen einen zusätzlichen Bluttest vor, bei dem der durchschnittliche Blutzuckerspiegel der letzten Wochen ermittelt wird, und auch dieser war normal. Sie hatte beträchtlich an Gewicht verloren, und wir konnten die Medikamente auf die Hälfte reduzieren.

Sie folgte nun weiter dem Programm, mit neuer Hoffnung auf die heilende Kraft Jesu. Nach drei weiteren Monaten kam sie erneut in die Klinik. Der Blutzuckerspiegel war inzwischen noch weiter gesunken, und auch der Bluttest zeigte niedrigere Werte. Ihr wurde jetzt geraten, die verschriebenen Medikamente ganz abzusetzen, die Einnahme der anderen, natürlichen Substanzen aber fortzusetzen. Das Taubheitsgefühl in den Beinen war fast völlig verschwunden. Nicht nur ihr Körper war wie erneuert, auch ihr Glaube an Gott, den Arzt, war ganz neu geworden, ganz einfach, weil sie begriffen hatte, dass die Heilung ihrer Krankheit durch einen *Prozess* geschehen musste und die Genesung durch ganz natürliche Schritte gefördert wurde.

Frei von Herzbeschwerden

Herr S., ein Mann in mittleren Jahren aus einem anderen Bundesstaat, kam mit einer äußerst spannenden Geschichte in unsere Klinik nach Houston. Er litt zunehmend unter Beklemmungen und einem Druck auf der Brust, selbst bei geringen Anstrengungen. Der Hausarzt hatte ihn zum Herzspezialisten geschickt. Dieser hatte verschiedene Untersuchungen durchgeführt, dabei festgestellt, dass drei der Koronararterien verstopft waren, und eine sofortige Operation empfohlen. Der Mann war überzeugter Christ, ebenso wie seine Frau, und als sie darüber beteten, fanden sie beim Gedanken an eine Operation keinen Frieden. Sie suchten die Meinung eines zweiten Kardiologen. Nachdem er die ersten Ergebnisse durchgesehen und selbst weitere Untersuchungen durchgeführt hatte, stellte er dieselbe Diagnose. Wieder wurde dem Patienten erklärt, er werde vermutlich kein Jahr mehr zu leben haben, wenn er keine Bypass-Operation vornehmen lasse.

Aber wieder hatten weder der Patient selbst noch seine Frau Frieden darüber. Sie konnten die Sache aber auch nicht einfach auf sich beruhen lassen. Irgendwie spürten sie, dass sie noch etwas unternehmen sollten, wussten aber nicht, was.

Sie hatten von unserer Arbeit an Herzpatienten und von unseren Erfolgen bei der Behandlung von Herzkrankheiten und Arteriosklerose gehört. Deshalb sandten sie uns einen mehrere Zentimeter dicken Ordner mit den Unterlagen über die bisherigen Behandlungen, darunter Herzkatheter, Nuklearuntersuchungen, EKGs und verschiedene andere Tests.

Ich setzte mich mit dem Patienten und seiner Frau zusammen und sah mir alle bisherigen Ergebnisse sowie die Empfehlungen der anderen Kardiologen durch. Ausgehend von der traditionellen Lehrmeinung wäre es von der gängigen Praxis her tatsächlich geboten gewesen, den Mann zu einem Herzspezialisten zu schicken und ihm einen dreifachen Bypass legen zu lassen.

Andererseits war auch mir nicht wohl im Blick auf eine Herzoperation. In vielen ähnlichen Fällen mit fast identischen Ausgangsdaten habe ich Patienten eine Operation empfehlen können, und es war das Richtige. In anderen Fällen kann der Verlauf der Heilung aber ganz anders sein. Mit diesem Patienten standen wir nun vor einer Entscheidung. Er fand keinen Frieden im Blick auf eine Operation, und doch wies alles in seiner Krankheitsgeschichte und der modernen Medizin darauf hin, dass er möglichst bald eine Operation brauchte, damit der Herzmuskel wieder ausreichend mit Blut versorgt werden konnte, ehe bleibende Schäden eintraten. Es war Zeit, alle Möglichkeiten, die der Geist Gottes uns zeigte, durchzuspielen.

Nachdem ich alle bisherigen Untersuchungsergebnisse sorgfältig geprüft hatte, ging ich in mein Büro, schloss die Tür und betete. Ich bat Gott, uns seinen speziellen Weg für diesen Patienten zu zeigen, und spürte, wie der Heilige Geist mir zeigte, dass der Mann eine spezielle Diät befolgen, aber nicht operiert werden sollte. Ich bat den Mann mit seiner Frau in mein Büro und redete mit ihnen über meinen Eindruck. Die Tränen liefen den beiden über die Wangen, denn Gott hatte ihnen dasselbe gezeigt.

In Fällen wie diesem wissen wir natürlich nie, warum der Heilige Geist, von dem es heißt, er wird euch „in alle Wahrheit leiten ... und was zukünftig ist, wird er euch verkündigen" (Joh. 16, 13), uns in eine bestimmte Richtung lenkt. Wir wissen aber, dass auch bei einer Operation am offenen Herzen manches schief gehen und es beim Patienten infolge der Operation zu schweren Komplikationen kommen kann. Vielleicht hätte dieser Mann eine Herzoperation gar nicht überlebt, und wir konnten nur durch die Leitung des Heiligen Geistes von diesem Gedanken abgelenkt werden.

Gott zeigte uns ein ganz spezielles Programm, das wir bei diesem Mann anwenden sollten. Er wurde auf eine Reihe von Vitaminen gesetzt – Vitamin E, um den Aufbau von Fett in den Arterien zu verhindern; Knoblauch, um das Zusammenklumpen der Blutplättchen zu verhindern; eine niedrige

Dosis Aspirin (gewonnen aus der Weidenrinde), das die Blutplättchen daran hindert, zusammenzukleben und sich an den
rauen Arterienwänden festzusetzen; und andere Substanzen
wie das Co-Enzym Q10, das in verschiedenen Getreidearten
wie zum Beispiel Weizenkleie vorkommt und die Herzmus-
kulatur stärkt. Er bekam auch ein Bewegungsprogramm verordnet und eine niedrig dosierte Medizin, um die Arterien zu
erweitern.

All diese Dinge, die der Heilige Geist uns zeigte, wurden
vor rund fünf Jahren in die Wege geleitet, und die Beschwerden des Patienten sind inzwischen völlig verschwunden. Er
achtet auf regelmäßige Bewegung, er ist aktiv in der Gemeinde und missionarisch tätig. Auch hier also haben wir
einen Heilungsprozess unter Zuhilfenahme natürlicher Substanzen, und „als er hinging, wurde er gesund".

Frei von Eileitertumoren

Bei Frau K. war Eileiterkrebs festgestellt worden. Eileiterkrebs ist eine Krankheit mit einem meist tödlichen Verlauf
und rein menschlich gesehen sehr schwer zu behandeln. Bis
ein Eileitertumor überhaupt entdeckt werden kann, hat er
sich meist schon auf andere Organe der Bauchhöhle ausgebreitet. Die Chancen für Frau K. waren alles andere als rosig,
und ihr lag sehr daran, Gottes Weg zu erkennen. Sie war eine
überzeugte Christin und glaubte an Gottes Macht zu heilen.
Sie hatte ausführlich über die Situation gebetet und andere
gebeten, für sie Fürbitte zu tun. Der Weg, der für sie schließlich zur Heilung führte, war äußerst ungewöhnlich.

Unter der Leitung des Heiligen Geistes erhielt sie die klare
Anweisung, eine Chemotherapie zu machen. Vom Verstand
her war sie eher abgeneigt, doch nachdem sie darüber gebetet hatte, war sie bereit, bei einem bekannten Onkologen in
Houston, der auf diese Art von Behandlung spezialisiert war,
eine Chemotherapie zu beginnen. Doch dann nahm die
Sache eine ganz eigenartige Wendung. Sie war für eine Be-

handlungsdauer von mehreren Wochen vorgesehen, und wir wussten uns vom Heiligen Geist geführt, unseren Plan so aufzustellen und entsprechend zu beginnen. Doch nach nur drei Behandlungen redete der Heilige Geist erneut zu uns und gab uns die klare Anweisung, die Behandlung abzubrechen.

Im Krebszentrum kam es zu einem regelrechten Aufruhr. Der Arzt war wütend und die Schwestern auch. Sie hatten das Gefühl, ihre Behandlungsmethoden selbst seien in Frage gestellt worden. Und doch war uns klar, dass Gott uns einfach etwas anderes angewiesen hatte. Die Frau brach die Chemotherapie ab und verließ die Krebsklinik. Unter unserer Aufsicht begann sie nun ein Programm zur Stärkung ihres Immunsystems. Denn letztlich ist jeder Krebs auf ein Versagen des Immunsystems zurückzuführen. Gott hat uns mit einem aktiven Immunsystem ausgerüstet, das in der Lage ist, anormale Zellen zu erkennen und aus dem Körper auszuscheiden (siehe Kapitel 6).

Seit der Krebsdiagnose und der ersten Behandlung sind inzwischen neun Jahre vergangen. Frau K. ist inzwischen völlig krebsfrei und hat keine Symptome mehr. Die Frage stellt sich: „Warum führte Gott sie so, dass sie nur drei Chemotherapien machte und dann die Behandlung abbrach?" Einige fragten sogar, ob wir Gott überhaupt falsch verstanden hätten, als wir die Chemotherapie begannen.

Ich habe sehr intensiv über diesen Fall gebetet, weil er so einzigartig war, und Gott hat mir genau gezeigt, warum er uns so angewiesen hat. Eine Chemotherapie ist im Grunde Gift und ein eher zweischneidiges Schwert. Die in einer Chemotherapie verabreichten Substanzen töten zwar die Krebszellen, gleichzeitig schwächen sie aber das Immunsystem und töten auch die gesunden weißen Blutkörperchen. In der einzigartigen Planung Gottes durchlief diese Frau nur eine sehr begrenzte Zahl von Chemotherapien, bei der viele der Krebszellen getötet wurden. Allerdings führte sie die Therapie nicht so weit, dass ihr Immunsystem unterdrückt wurde oder Nebenwirkungen wie Haarausfall, Unwohlsein und die anderen bekannten Symptome auftreten konnten.

Am Ende von drei Behandlungen sagte Gott uns, wir sollten nun stattdessen beginnen, das Immunsystem zu stärken, und das taten wir durch den Einsatz natürlicher Substanzen. Was mit Frau K. eigentlich geschehen war, das war, dass vor Beginn der Behandlung ihr Immunsystem durch den Krebs geschwächt war. Als eine große Zahl der Krebszellen erst einmal getötet war, gewann ihr Immunsystem wieder genug Kraft, die restlichen anormalen Zellen in ihrem Körper selber zu eliminieren. Es war also Gottes ausdrücklicher Rat gewesen, die Chemotherapie zu beginnen, sie über drei Behandlungen hinweg durchzuziehen und dann abzubrechen.

Frau K. ist heute völlig gesund. Sie dient Gott und möchte den Lauf, den Gott ihr verordnet hat, gern mit Freuden vollenden.

Frei von Brustkrebs

Bei Frau G. war drei Jahre, bevor sie zu uns kam, Brustkrebs festgestellt worden. Sie hatte einen kleineren Eingriff vornehmen lassen, bekannt als Lumpektomie, wobei nur der verdächtige Knoten, nicht aber die ganze Brust entfernt wird. Nach einer Reihe von Untersuchungen war aber klar geworden, dass nicht alle Krebszellen entfernt wurden, sondern dass noch immer einige Knoten vorhanden waren, die weiter wachsen konnten. Die Ärzte empfahlen nun eine radikale Entfernung der Brust mit anschließender Chemotherapie.

Frau G. hatte über die Entscheidung keinen Frieden und kam nach Houston in unsere Klinik. Nach eingehender Prüfung der Krankengeschichte erschien auch ihr Fall rein menschlich gesehen eher hoffnungslos.

Krebszellen können sich, wenn sie im Körper bleiben, teilen und Metastasen bilden, die dann schließlich zum Tode führen. Im Gespräch mit Frau G. und bei den Untersuchungen hatte ich das Gefühl, es sei nicht Gottes Weg für sie, eine weitere Operation durchzuführen, eine Chemotherapie oder irgendeine andere traditionelle Behandlung zu beginnen.

Wir beteten darüber, und sie empfand genauso. Deshalb beschlossen wir, gemäß dem früher geschilderten dritten Schritt nach einem speziellen Weg zu ihrer Genesung zu fragen.

In diesem Fall zeigte Gott uns, dass wir ihr Immunsystem stärken und die körpereigenen Zellen so weit kräftigen sollten, dass sie die anormalen Krebszellen selbst abwehren konnten. Wir beteten darüber und folgten gleichzeitig Gottes speziellen Ernährungsanweisungen, auch im Blick auf die Substanzen, die sie zusätzlich einnehmen sollte. Wir stellten einen Ernährungsplan auf mit Nahrungsmitteln, die krebshindernde Stoffe enthalten, und empfahlen die Einnahme anderer Mittel, um das Immunsystem zu stärken.

Kürzlich sah ich die Patientin wieder, und nach drei Jahren der Behandlung, in denen sie unseren Empfehlungen gefolgt war, fiel die Untersuchung völlig normal aus. Auch die Mammographie war normal, und es gab absolut kein Anzeichen von Krebs in ihrem Körper. In ihrem Geist wusste sie, genauso wie ich, dass der Krebs verschwunden war. Frau G. war das Trauma einer radikalen Brustamputation und der Chemotherapie erspart geblieben, als sie Gottes speziellem Genesungsplan folgte.

Frei von falsch gedeuteten Herzbeschwerden

Pastor M. erklärte mir, dass er jedes Mal vor einer Predigt ein seltsames Gefühl in der Brust spüre, das er als einen leichten Druck oder ein Flattern in der Herzgegend beschrieb. Er hatte einen Arzt aufgesucht, der ihn zu einem Kardiologen geschickt hatte. Der Kardiologe entdeckte einen Krampf in der Koronararterie. Er verschrieb dem Pastor verschiedene Medikamente und riet ihm, seine Aktivitäten einzuschränken. Die Versicherung verweigerte ihm die Zahlung.

Pastor M. war mit der Diagnose nicht zufrieden. Er kam zu einer Untersuchung zu mir. Er war ein tatkräftiger Mann, von

Gott erfüllt, und auch ich spürte, dass mit der Diagnose irgendetwas nicht in Ordnung war. Ich untersuchte ihn, führte diverse mit dem Herzen zusammenhängende Untersuchungen durch, einschließlich eines Belastungs-EKGs, das aber völlig normale Werte zeigte. Dann sah ich die gesamte Krankengeschichte durch und stellte fest, dass er schon zwei Herzkatheter gehabt hatte.

In seinem Fall war die Diagnose falsch. Der leichte Krampf in einer der Arterien war durch die Spitze des Katheters verursacht worden, den man ihm eingeführt hatte, um ein Kontrastmittel einzuführen. In keiner der Arterien ließ sich jedoch eine Verengung feststellen. Ja, ein weiterer Katheter zeigte überhaupt keine Muskelkontraktion, keine Verengung und auch keine anderen Herzprobleme. Der Feind hatte die Diagnose benutzt, um Verzweiflung zu säen, aber Gottes Wahrheit war stärker. Die ursprünglichen Symptome (Flattern und Druck auf der Brust) waren rein muskulär bedingt.

Pastor M. betrieb aktiv Sport. Im Lauf der Untersuchungen stellte sich jedoch heraus, dass er sehr hohe Cholesterinwerte hatte. Gott gab uns daraufhin weitere Anweisungen. Die gute Nachricht bestand darin, dass sein Herz kräftig war und die Arterien völlig normal. Wegen der hohen Cholesterinwerte musste er jedoch damit rechnen, später Herzbeschwerden oder Arteriosklerose zu bekommen. In diesem Fall gebrauchte Gott die Fehldiagnose, um uns auf ein Problem aufmerksam zu machen, das sich in der Zukunft stellen könnte. Wir begannen also eine Behandlung, um die Blutwerte zu senken.

In diesem Fall setzten wir ein Medikament ein, das aus einem Schimmelpilz namens *Aspergillus* gewonnen wird. Die Pille wird einmal täglich eingenommen, und Studien zeigen, dass das Mittel das Risiko einer Herzerkrankung oder eines Hirnschlags um 40 bis 50 Prozent senken kann. Der Pastor erhielt also zwei gute Nachrichten: Zum einen hatte er kein Herzproblem. Zum anderen werden ihm, durch den Gehorsam gegenüber Gottes Willen, zukünftige Herzprobleme erspart bleiben, weil das Cholesterinproblem erkannt wurde und Gott einen Weg zeigte, die Cholesterinwerte zu senken.

Hilfe bei Nerven- und Muskelbeschwerden

Frau T., unser nächster Fall, war schon bei sechs verschiedenen Ärzten gewesen und klagte über die verschiedensten Symptome. Sie sprach von Gelenkschmerzen, Müdigkeit und besonderer Empfindlichkeit verschiedener Muskelgruppen. Ja, zeitweise fühlte sie sich so schlecht, dass sie kaum mehr funktionsfähig war. Die Ärzte führten die unterschiedlichsten Untersuchungen durch – was sie Tausende von Dollar kostete –, hatten das Problem aber nicht diagnostizieren können. Einige meinten, sie litte unter Lupus, einer Autoimmunerkrankung. Andere sprachen von rheumatischer Arthritis. Wieder andere meinten, sie gehöre in die Psychiatrie.

Sie kam in die Klinik, weil sie glaubte, Gott könne sie gesund machen, aber sie hatte noch keine Antwort gefunden. Ich begann sie zu befragen und fand dabei heraus, dass die Symptome zum ersten Mal vor ungefähr zwei Jahren ziemlich plötzlich nach einer Grippe aufgetreten waren. Sie hatte die Grippe gut überstanden, danach aber Muskel- und andere Schmerzen gehabt, und die Müdigkeit war immer schlimmer geworden. Ihr Leben schien ruiniert, und auch ihr Mann wusste nicht mehr weiter. Sie hatten zusammen gebetet. Sie hatten andere um Fürbitte gebeten. Sie waren in die Seelsorge gegangen, aber eine Heilung hatte sich nicht eingestellt.

Ich ließ Frau T. ausführlich schildern, wann die Symptome begonnen hatten, und sie war sicher, dass sie nach einer bestimmten Infektion aufgetaucht waren. Sie konnte sich sogar noch genau erinnern, in welchem Jahr und in welchem Monat sie die Grippe hatte. Wir untersuchten sie und begannen gleichzeitig zu beten und um die Leitung des Heiligen Geistes zu bitten, damit er uns zeigte, was für die Diagnose und die Behandlung wichtig war.

Die Diagnose wurde schnell klar. Frau T. litt an einer Fibromyalgie. Das ist eine Krankheit, die mit dem chronischen Müdigkeitssyndrom verwandt ist und sich vor allem in starken Muskelschmerzen äußert. Patienten mit Fibromyalgie meinen häufig, sie hätten Arthritis, Rheumatismus oder eine andere Krankheit. Oft, so vermuten wir, ist die Krankheit aber auf eine Überreaktion oder eine Überaktivität des Immunsystems zurückzuführen, zum Beispiel nach einer Infektion oder einem traumatischen Ereignis. Deshalb trieb mich der Geist Gottes dazu, die Frau zu der Infektion zu befragen. Häufig stellt sich dann heraus, dass es sich bei den Beschwerden um eine Überreaktion des Immunsystems handelt. Das Immunsystem hat zwar das Virus oder die Bakterien aus dem Körper vertrieben, ist aber weiter aktiv geblieben. Das verursacht Schmerzen in den Muskeln und Müdigkeit. Ja, sogar die Vorgänge im Gehirn können davon beeinflusst werden, und es kann zu Depressionen kommen.

Frau T. gewann neue Hoffnung, als sie ihr Problem zu begreifen begann. Die Bibel sagt, wir sollten die Methoden des Teufels kennen (siehe auch Luk. 21, 34). Wenn wir die Methoden und Absichten des Feindes erst einmal erkannt haben, können wir Markus 11, 23 anwenden und ganz konkret mit dem „Berg" sprechen, der in diesem Fall ein überaktives Immunsystem war.

Gott zeigte uns dann, wie wir ganz konkret beten sollten und dass sein Eingreifen sich ganz auf natürliche Substanzen beschränken würde, mit denen das Immunsystem wieder ins Gleichgewicht gebracht werden sollte. Ich sah die Patientin einige Wochen nach ihrem ersten Besuch noch einmal, und die Symptome waren vollständig verschwunden. Ja, sie erschien mir wie ein anderer Mensch. Ihr Glaube an Gott war neu gestärkt, und auch körperlich hatte sie wieder neue Kraft gewonnen.

Frei von Depressionen

Frau W. kam in die Klinik, nachdem zwei andere Ärzte bei ihr eine Depression festgestellt hatten. Sie litt unter Stimmungsschwankungen, und ihre gesamte Persönlichkeit schien verändert. Sie war eine gläubige Christin, eine nette Persönlichkeit, aber seit etwa zwölf Monaten hatten diese Schwankungen aus ihr einen zornigen, misstrauischen und zurückgezogenen Menschen gemacht. Die Persönlichkeitsveränderung war auch für ihre bislang gute Ehe eine enorme Belastung. Vor ihrem Besuch rief sogar ihr Mann bei mir an und sagte: „Es muss etwas geschehen, sonst bleiben wir nicht mehr lange zusammen."

Was rät die Bibel in einem solchen Fall? Wir untersuchten die Frau und unter der Leitung des Heiligen Geistes wurde uns schnell klar, dass die Stimmungsschwankungen nicht durch eine Depression bedingt waren. Sie waren auf hormonelle Veränderungen zurückzuführen. Frau W. war erst Mitte vierzig, und wegen ihres Alters hatten die anderen Ärzte ein hormonelles Problem nicht in Betracht gezogen. Unsere Untersuchungen zeigten dann, dass sie unter Östrogenmangel litt. Gott zeigte uns, dass wir ein natürliches, pflanzliches Östrogenmittel einsetzen sollten.

Schon nach acht Wochen war sie ein neuer Mensch. Sie war wieder eine liebevolle Ehefrau und aufmerksame Christin. Die Veränderungen in ihrem Körper waren einfach eine Folge der hormonellen Veränderungen. Gott hat in verschiedene Pflanzen Östrogene hineingegeben, die so genannten Phytoöstrogene, die Östrogenmangel verhindern oder abbauen können, ohne das Risiko von Brust- oder anderen Krebsarten zu erhöhen. Falsche Diagnosen sind oft einer von Satans miesesten Tricks, um Gottes Kinder gefangen zu halten, sie zu entmutigen und sie daran zu hindern, den Lauf, zu dem Gott sie berufen hat, mit Freude zu vollenden.

Frei von Arthritis

Frau D. war Mitte sechzig und hatte Probleme mit ihrem Knie. Sie war bei zwei Orthopädieärzten gewesen, und beide hatten ihr zu einer Knieoperation geraten. Inzwischen waren die Beschwerden so schlimm, dass sie kaum noch laufen konnte. Sie suchte verzweifelt nach einer Lösung, hatte aber kein gutes Gefühl im Blick auf eine Operation.

Wir untersuchten sie und führten verschiedene Tests durch, wobei wir eine rheumatische Erkrankung und andere körperliche Probleme bald ausschließen konnten. Die Diagnose lautete schließlich „osteoarthritische Veränderungen im Kniegelenk, verursacht durch Knorpelschwund", eine so genannte Abnutzungserkrankung. Wir verordneten ihr 1500 Milligramm Glukosamin pro Tag, verteilt auf mehrere Dosen, und 1200 Milligramm Chondroitinsulfat über den Tag verteilt.

Wir zogen das Programm mehrere Monate durch, bevor sie wieder in die Klinik kam. Als sie kam, lächelte sie übers ganze Gesicht, denn es war offensichtlich, dass sie ganz anders laufen konnte als damals, als wir sie das erste Mal sahen. Der Knorpelschwund war zum großen Teil behoben und eine Operation war nicht mehr nötig. Sie konnte wieder all ihren täglichen Beschäftigungen nachgehen.

Hilfe bei Magenkrebs

Bei Frau P., einer netten Sechzigjährigen und Frau eines Pastors, war vor ein paar Wochen Magenkrebs festgestellt worden. Sie nahm ständig ab und wurde immer schwächer. Gemeinsam mit ihrem Mann kam Frau P. in die Klinik. Ich untersuchte sie, und wir sprachen ausführlich über ihren Fall. Wir brauchten ein Wort von Gott, da ihr Zustand sich zusehends verschlechterte. Ich führte alle nötigen Untersuchungen durch und war noch immer verwirrt, denn ich spürte, dass noch irgendetwas fehlte. Ich hatte den starken

Eindruck, Gott wolle die Frau heilen, aber irgendwie hatte ich das Gefühl, dass da ein Hindernis war, das der Heilung im Wege stand.

Wir hatten die Untersuchungen beendet, als Gott plötzlich zu mir redete und mir den Grund zeigte, warum Frau P. nicht gesund werden konnte. Es war eine sehr interessante Situation, denn die Frau war eine der nettesten und freundlichsten gläubigen Frauen, die man sich vorstellen konnte. Sie strahlte förmlich von der Liebe Christi. Gott aber redete ganz deutlich zu mir und zeigte mir, dass sie nicht geheilt werden konnte, weil sie diesem Fremdling in ihrem Körper gegenüber zu schwach und freundlich war. Gott drängte mich, mit ihrem Mann zu reden, der ein ebenso gläubiger Christ war. Er kam in mein Büro, und ich bat ihn, Platz zu nehmen, und begann ihm zu erklären, warum ich das Gefühl hatte, dass seine Frau nicht geheilt werden könnte.

Als ich ihm schilderte, was Gott mir über Frau P.s Krankheit gezeigt hatte, liefen ihm die Tränen über die Wangen, und er nickte zustimmend mit dem Kopf. Er wusste bereits, was ich ihm sagte. Ich erinnerte ihn an Matthäus 11, 12, wo es heißt: „Das Himmelreich leidet Gewalt, und die Gewalttätigen reißen es an sich."

Frau P.s Grundproblem war, dass sie sehr passiv war und die Krankheit in ihrem Körper akzeptierte. Sie konnte sich einfach nicht aufraffen und ihr widerstehen, zu ihr reden und ihr mit Bestimmtheit gebieten, ihren Körper zu verlassen. Ihr Mann sagte mir, er habe seit Monaten versucht, sie dazu zu bewegen, aber sie sei dazu einfach nicht bereit.

Ein paar Monate später erfuhr ich von ihm, dass sie zum Herrn heimgegangen sei. Viele weltliche Untersuchungen zeigen inzwischen, dass Patienten mit einer entschiedenen, kämpferischen Haltung Krebs und andere Krankheiten oft überwinden können. Es sind die Patienten, die eine Behandlung nicht passiv über sich ergehen lassen, sondern selbst aktiv gegen die Krankheit kämpfen, die mehr Erfolg haben als diejenigen, die eine Krankheit als so genannten Schicksalsschlag hinnehmen.

Hilfe für das Immunsystem

Der nächste Fall, Frau A., war eine Dame mit verschiedenen Allergien. Sie hatte schon viel gelitten und viele Ärzte aufgesucht, aber keiner hatte ihr helfen können. (Ihre Geschichte erinnert mich an die Frau mit dem Blutfluss in Markus 5, die von den Ärzten viel erlitten hatte.) Frau A. erklärte mir, sie habe schon alle Antihistamine und was sonst noch an Mitteln angeboten werde, ausprobiert und sei sogar zu einer weltbekannten Allergieklinik gereist, wo man ihr die verschiedensten Medikamente verordnet habe, aber nichts habe geholfen. Sie verlor an Kraft, und ihr war ständig übel. Nun suchte sie verzweifelt nach Gottes Weg. Obwohl ihr Leben nicht gefährdet war, war es ihr nicht möglich, im Alltag normal zu funktionieren, weil die Symptome so schwer waren. Wusste Gott Rat?

Als sie in die Klinik kam, untersuchten wir sie in gewohnter Weise. Unser Ansatz besteht darin, alle großen Körpersysteme zu untersuchen. Oft konzentriert sich die Medizin auf ein Organ oder einen Bereich (über das oder den der Patient klagt), in Wirklichkeit kann ein Problem in einem Körperteil aber durch Beschwerden in einem anderen verursacht sein. Deshalb beschränken wir uns nicht auf einen einzigen Bereich, sondern nehmen eine Untersuchung von Kopf bis Fuß vor und betrachten den gesamten Körper.

Nachdem wir alle Tests durchgeführt und mit Frau A. gebetet hatten, zeigte Gott uns ganz deutlich den Weg. Wir mussten zunächst Markus 11, 23 auf ihre Situation anwenden und ihr zeigen, was genau ihr „Berg" war. Wenn sie zu ihrem Berg sprechen sollte, dann musste sie genau wissen, wo der Feind sie konkret angriff. Wir erklärten ihr, dass die allergischen Symptome auf ein übermäßig empfindliches und überreaktives Immunsystem zurückzuführen seien, das selbst harmlose Substanzen wie Blütenstaub und Schimmelpilze als schädlich ansah und so verschiedenste Substanzen aussonderte, um diese Dinge in ihrem Körper zu neutralisieren und auszuscheiden. Wir erklärten ihr weiter, dass sie mit ihrem

Immunsystem reden und ihm gebieten müsse, wieder ins Lot zu kommen und harmlose Dinge nicht weiter für schädlich zu halten.

Auf der natürlichen Ebene verschrieben wir ihr ein Programm, um ihr Immunsystem zu stabilisieren. Das Immunsystem ist wirklich Gottes natürlicher Schutz gegen äußere Faktoren, die dem Körper Schaden zufügen wollen. Wenn es jedoch überaktiv wird, kann es Allergien verursachen, so dass der Körper sich selbst angreift und Autoimmunkrankheiten wie Lupus oder rheumatische Arthritis hervorruft. Gott hat uns in Nahrungsmitteln und Pflanzen verschiedene Substanzen gegeben, die das Immunsystem ins Gleichgewicht bringen können. Nach Sprüche 18, 9 versuchten wir herauszufinden, was Frau A. tun musste, um gesund zu werden:

• Wer seine Arbeit nachlässig tut, der richtet genauso viel Schaden an wie einer, der alles zerstört (nach „Hoffnung für alle").

Als Frau A. ganz konkret so zu beten begann, wie Gott es ihr zeigte, und ihr Immunsystem nach den Anweisungen, die der Heilige Geist uns gegeben hatte, sein Gleichgewicht wieder fand, verschwanden auch die Symptome, und sie konnte von da an ein normales Leben führen. Wieder hatte die Bibel gezeigt, dass sie auch da eine Antwort hat, wo alle ausgefeilten Allergietests und Medikamente versagen (siehe auch Kapitel 6, „Für ein ausgeglichenes Immunsystem sorgen").

Dies sind nur ein paar Beispiele von Menschen, die ihre Krankheit besiegten und gesund wurden, nachdem sie den Weg einschlugen, den Gott ihnen als Antwort auf ihre Beschwerden gezeigt hatte. In unserer Praxis weisen wir täglich auf diese Schritte zur Genesung hin. Und ich bin immer wieder erstaunt über die gewaltige heilende Kraft Gottes.

Natürlich möchten wir alle am liebsten sofort und durch ein Wunder geheilt werden. Und Gott sei Dank gibt es auch heute noch Wunder. Jesus ist derselbe, „gestern, heute und auch in Ewigkeit" (Hebr. 13, 8). Darum bitten Sie Gott, Ihnen Ihren Weg zur Genesung zu zeigen. Versuchen Sie, die Prinzipien anzuwenden, von denen wir hier berichten, und suchen Sie sich einen Arzt, dem Sie vertrauen können, und seelsorgerliche Begleiter, die die hier aufgezeigten Schritte verstehen und mit Ihnen beten.

Egal, welche Probleme Sie haben oder an welcher Krankheit Sie leiden, Gott hat einen Weg, um auch an Ihnen seine heilenden Kräfte zu offenbaren. Gewinnen Sie neue Hoffnung, stehen Sie fest im Glauben, und seien Sie gespannt darauf, wie Gott eingreifen wird.

Kapitel 5

Gesund essen
mit der Mittelmeerdiät

In medizinischen wie in gesundheitsbewussten Kreisen besteht heute ein großes Interesse an den Nahrungsmitteln, die schon seit Jahrhunderten im Land der Bibel verzehrt werden. Die Ernährung der Menschen im östlichen Mittelmeerraum ist dabei von besonderem Interesse.

Die Nahrungsmittel, die Krankheiten vorbeugen und sogar heilen können, sind inzwischen als „Mittelmeerdiät" bekannt geworden. Sie ist der Ernährung sehr ähnlich, wie sie in 1. Mose beschrieben wird.

- Sehet da, ich habe euch gegeben alle Pflanzen, die Samen bringen, auf der ganzen Erde, und alle Bäume mit Früchten, die Samen bringen, zu eurer Speise. 1. Mose 1, 29
- Alles, was sich regt und lebt, das sei eure Speise; wie das grüne Kraut habe ich's euch alles gegeben. 1. Mose 9, 3

Einige der Nahrungsmittel, die für die Ernährung im Alten und Neuen Bund in der Bibel speziell erwähnt werden, wollen wir uns nun näher ansehen und uns dann den Dingen zuwenden, die heute in denselben Gebieten rund ums Mittelmeer gegessen werden. Ich werde die Nahrungsmittel, die in der Bibel genannt werden, zunächst kurz aufzählen und dann die Nahrungsmittelgruppen etwas allgemeiner beschreiben, aus denen wir uns ernähren sollten, wenn wir die gesundheitlichen Vorteile nutzen wollen, welche eine auf der Bibel basierende Ernährung wie die Mittelmeerdiät uns bietet.

Nahrungsmittel, die in der Bibel konkret erwähnt werden

Die Bibel gibt uns im Blick auf die Ernährung zwei konkrete Anweisungen: Erstens sollen wir bestimmte Fette vermeiden: „Das sei eine ewige Ordnung für eure Nachkommen [...], daß ihr weder Fett noch Blut esset" (3. Mose 3, 17). Zweitens sollen wir uns vor Fettleibigkeit hüten: „Hütet euch aber, daß eure Herzen nicht beschwert werden mit Fressen und Saufen und mit täglichen Sorgen und dieser Tag nicht plötzlich über euch komme wie ein Fallstrick; denn er wird über alle kommen, die auf der ganzen Erde wohnen" (Luk. 21, 34-35).

Neben bestimmten Nahrungsmitteln, vor denen wir uns hüten sollen, nennt die Bibel ausdrücklich eine Reihe von Lebensmitteln, die man überall in der Mittelmeerdiät findet und auf denen unsere Ernährung auch heute basieren sollte:

▷ Reines, mageres Fleisch von Tieren mit gespaltenen Klauen und von Wiederkäuern (3. Mose 11, 2-3)
▷ Fisch mit Schuppen (3. Mose 11, 9; 5. Mose 14, 9)
▷ Gurken, Melonen, Lauch, Zwiebeln und Knoblauch (4. Mose 11, 5)
▷ Trauben und Wein (5. Mose 8, 7-9; Johannes 15)
▷ Weizen, Gerste, Wein (Weinstöcke), Feigen, Granatäpfel, Olivenöl und Honig (5. Mose 8, 8)
▷ Rosinen und Äpfel (Hohesl. 2, 5)
▷ Brot (2. Mose 12, 8.15; Hes. 4, 9)
▷ Bohnen (Hes. 4, 9)
▷ Honig, Pistazien, Nüsse und Mandeln (1. Mose 43, 11)
▷ Butter (Joghurt) und Milch von Kühen, Schafen und Ziegen (Jes. 7, 15.22; Spr. 27, 27)

Ernährung zur Zeit des Alten Testaments

Wie viele Araber es noch heute tun, aßen die Hebräer Fleisch nur zu besonders festlichen Anlässen. Um etwas Abwechslung in die eintönige Ernährung zu bringen, die zumeist aus geröstetem oder gekochtem Weizen und Gerste bestand, zerrieb die hebräische Hausfrau die Körner zu einem groben Mehl, mischte es mit Olivenöl und buk daraus Fladenbrot. Gurken, Zwiebeln, Lauch und Knoblauch gaben den faden Gerichten die Würze. Frische und getrocknete Früchte und wilder Honig sorgten für Süße. In einem Land, in dem meist Wasserknappheit herrschte, trank man gern Wein und pries die Milch von Schafen und Ziegen.

Salomo brauchte an seinem Hof allerdings eine größere Auswahl an Speisen auf seinem goldenen Tisch. „Und Salomo mußte täglich zur Speisung haben dreißig Sack feinstes Mehl, sechzig Sack anderes Mehl, zehn gemästete Rinder von der Weide und hundert Schafe, ohne die Hirsche und Gazellen und Rehe und das gemästete Federvieh" (1. Kön. 5, 2-3).

Wenn wir einen Blick in den Alltag von Maria, Josef und Jesus werfen, stellen wir fest, dass auf ihrem Mittagstisch nicht viel anderes stand, als das gemeine Volk zur Zeit Salomos aß:

Zu ihren [des jüdischen Mädchens Maria] alltäglichen Pflichten gehörte es, Wasser zu holen, das Feuer im Herd anzufachen und Körner zu mahlen. Zum Mittagessen gab es in der Familie einen Brei aus Weizen- oder Gerstengrütze, ergänzt mit Bohnen, Linsen, Gurken und anderem Gemüse – dazu Zwiebeln, Lauch, Knoblauch und Olivenöl als Würze. Zum Nachtisch gab es Datteln, Feigen und Granatäpfel. Mit Wasser verdünnter Wein war das normale Getränk. Nur an Festtagen aß der normale Galiläer Fleisch.[1]

Die Mittelmeerdiät

In der Bibel werden, wie wir gesehen haben, einige Grundnahrungsmittel aufgezählt, die auch in der Mittelmeerdiät vorkommen, einer Diät, die eine gesunde Ernährungsgrundlage bietet und schon in den alten hebräischen Texten empfohlen wird. Wir wollen uns einige dieser Nahrungsmittel nun etwas näher ansehen und untersuchen, wie sie uns helfen können, Krankheiten vorzubeugen und zu heilen.

Das Interesse an der so genannten Mittelmeerdiät hat in den letzten Jahren immer stärker zugenommen. Diese Diät ist dem sehr ähnlich, was in 1. Mose 1, 29 und 1. Mose 9, 3 genannt wird. Es scheint, als habe die Ernährung der Menschen, die rund ums Mittelmeer leben, eine der niedrigsten Raten von Darmkrebs, Brustkrebs und Herzkrankheiten weltweit zur Folge. Warum?

Es ist kein Zufall, dass Israel zu den Mittelmeerländern gehört. Ich glaube, dass die Ernährung rund ums Mittelmeer zum großen Teil auf die Richtlinien zurückgeführt werden kann, die Gott seinem Volk, den Israeliten, in der Bibel gab.

Die Mittelmeerländer haben ihre eigenen Gerichte entwickelt, die einige ganz spezielle Merkmale aufweisen. Wenn wir uns die Zutaten ansehen, stellen wir fest, dass die folgenden Nahrungsmittel täglich verzehrt werden:

Olivenöl. Olivenöl ersetzt die meisten anderen Fettarten wie Öl, Butter und Margarine. Es wird sowohl für Salat als auch zum Kochen verwendet. Olivenöl erhöht das gute Cholesterin (HDL) und kann das Immunsystem stärken. Besonders zu empfehlen ist das kalt gepresste „extra native" Öl.

Brot. Brot wird täglich gegessen. Meist handelt es sich dabei um dunkles, kräftiges Brot. Das typische amerikanische Weißbrot kommt in den Mittelmeerländern nicht vor.

Nudeln, Reis, Couscous, Bulgur, Kartoffeln. Nudeln werden oft mit in Olivenöl gedünstetem frischen Gemüse und Kräutern serviert. Hin und wieder auch mit kleinen Mengen magerem Fleisch. Dunkler Reis wird dem weißen vorgezogen. Couscous und Bulgur sind Weizenarten.

Getreide. Zur Mittelmeerdiät gehören die verschiedensten Körnerarten. Zu empfehlen ist eine halbe Tasse Weizenkleie vier bis fünf Mal pro Woche, im Wechsel mit Müsli oder anderen Flocken, die Weizenkleie enthalten.

Obst. Zur Mittelmeerdiät gehören viele Früchte, am besten roh. Essen Sie pro Tag zwei bis drei Portionen Obst.

Hülsenfrüchte. Bohnen- und Linsensuppen sind sehr beliebt (mit etwas Olivenöl zubereitet). Wir sollten drei- bis viermal pro Woche mindestens eine halbe Tasse Bohnen zu uns nehmen.

Nüsse. Mandeln (zehn pro Tag) oder Walnüsse (zehn pro Tag) stehen ganz oben auf der Liste.

Gemüse. Dunkelgrüne Gemüsesorten sind wichtig, vor allem auch als Salat. Wir sollten täglich zumindest eine der folgenden Gemüsesorten zu uns nehmen: Kohl, Brokkoli, Blumenkohl, Gartenkresse sowie Möhren, Spinat, Süßkartoffeln, Melone, Pfirsiche oder Aprikosen.

Käse und Joghurt. Anders als Milch und Milchprodukte, so zeigen neuere Untersuchungen, trägt Käse nicht in dem Maße zur Arterienverkalkung bei, wie bislang angenommen. In der Mittelmeerdiät wird geriebener Käse über Suppen gestreut oder man isst ein kleines Stück mit einem Stück Obst zum Nachtisch. Verwenden Sie fettreduzierte Sorten (fettfreie schmecken oft wie Gummi). Der beste Joghurt ist der fettarme.

Zusätzlich zu diesen gesunden Nahrungsmitteln, die in der Mittelmeerdiät täglich auf den Tisch kommen, gibt es einige andere, die wir nur ein paarmal pro Woche zu uns nehmen sollten. Dazu gehören:

Fisch. Am gesündesten sind die „Kaltwasser"-Arten wie Kabeljau, Lachs und Makrele. Auch Forelle ist empfehlenswert. Diese Fische haben einen hohen Gehalt an Omega-3-Fettsäuren.

Geflügel. Geflügel kann zwei- bis dreimal pro Woche gegessen werden. Am besten ist das weiße Brustfleisch ohne die Haut.

Eier. Eier sollten nur wenig gegessen werden (nicht mehr als zwei bis drei pro Woche).

Rotes Fleisch. Rotes Fleisch sollte nicht mehr als dreimal pro Monat auf dem Speisezettel stehen. Verwenden Sie nur magere Stücke, von denen das Fett entfernt wurde. Kleinere Mengen können auch verwendet werden, um Suppen oder Nudelgerichte anzureichern. Die Beschränkung auf rotes Fleisch in der Mittelmeerdiät ist eine radikale Abkehr von den amerikanischen Essgewohnheiten, trägt jedoch wesentlich zur Verringerung der Krebsrate und der Herzerkrankung in diesen Ländern bei.

Essen nach der Mittelmeerdiät

Ein typisches „Mittelmeerfrühstück" wird zum Beispiel aus dunklem Brot oder Getreide bestehen (wie oben erwähnt), einem Stück frisches Obst und etwas Joghurt oder einem Stück Käse. Zum Mittag- oder Abendessen gibt es:

Salat. Salat wird zu jeder Mahlzeit gegessen. Er besteht aus frischem Blattsalat (und anderen Gemüsesorten), dazu kommt Olivenöl, Essig und/oder Zitronensaft.

Suppen. Suppen enthalten Sellerie, Knoblauch, Möhren, Zwiebeln und andere Gemüsesorten und werden in Hühnerbrühe oder einer anderen Flüssigkeit gegart. Sie werden mit Kräutern gewürzt. Als Garnierung wird etwas geriebener

Käse darüber gestreut (verwenden Sie fettreduzierte Sorten).

Nudeln. Frische Nudeln sind die Grundlage vieler Mahlzeiten und werden oft mit frischem, in Olivenöl gedünstetem Gemüse oder Kräutern gemischt. Ab und zu gibt es dazu auch etwas Rind oder Geflügel.

Reis. Reis ist ebenfalls eine wichtige Zutat. Es gibt verschiedene Reisarten wie den ungeschälten braunen Naturreis oder Wildreis. Er wird phantasievoll zubereitet, als Pilaf, als Risotto oder in Suppen und Eintöpfen.

Andere Grundnahrungsmittel. Obst und Gemüse sind ein Hauptbestandteil der Mittelmeerdiät. Tomaten, Zwiebeln und Paprika werden häufig verwendet. Beim Kochen und im Salat werden schwere Öle oft durch Zitronensaft ersetzt.

Die Nahrungsmittelpyramide

Die Nahrungsmittelpyramide gibt einen Überblick über die Essgewohnheiten der Mittelmeerdiät. Achten Sie in den folgenden Ausführungen einmal darauf, welchen Anteil die jeweiligen Kategorien an der Gesamternährung haben.

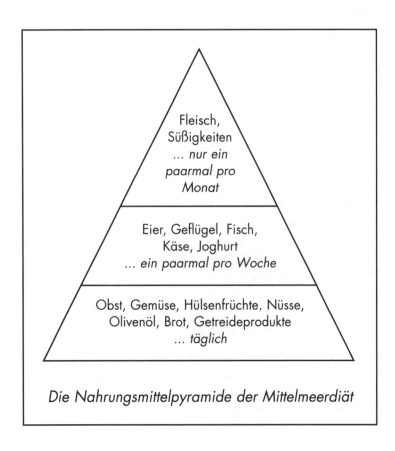

Fleisch,
Süßigkeiten
... *nur ein
paarmal pro
Monat*

Eier, Geflügel, Fisch,
Käse, Joghurt
... *ein paarmal pro Woche*

Obst, Gemüse, Hülsenfrüchte, Nüsse,
Olivenöl, Brot, Getreideprodukte
... *täglich*

Die Nahrungsmittelpyramide der Mittelmeerdiät

Ein „neuer Wein" für die Gesundheit

Es gibt mehr als fünfzig Forschungsberichte von verschiedenen Universitäten, die auf den gesundheitlichen Nutzen von Wein hinweisen (besonders Rotwein). Da in der Bibel so oft von Wein die Rede ist, haben meine Frau und ich das Thema etwas näher untersucht und dabei festgestellt, dass Rotwein tatsächlich eine sehr nützliche Substanz enthält (Resveratrol). (Dieser Wirkstoff sitzt in der Schale der Trauben. Da Rotwein mit der Schale gekeltert wird, bleibt der Wirkstoff erhalten.) Forscher der Universität von Illinois haben herausgefunden, dass Resveratrol Krebs hemmt, indem es ihn daran hindert, der DNA in den Zellen Schäden zuzufügen und so dem Wachstum und der Ausbreitung von Tumoren entgegenwirkt. Neueste Untersuchungen der Cornell-Universität haben außerdem nachgewiesen, dass Resveratrol den Cholesterinspiegel senkt.

Andere Substanzen im Rotwein, die biologisch aktiven Flavonoide, sind wirksame Antioxidantien. Antioxidantien neutralisieren Freie Radikale, welche die Hauptursache für Krebs, Herzkrankheiten, grauen Star, rheumatische Arthritis und den Alterungsprozess an sich sein können. Flavonoide können uns auch vor Schlaganfällen und Herzinfarkt schützen, weil sie die Ansammlung von Blutplättchen hindern, so dass das Blut leichter durch die Adern fließen kann.

In seiner unendlichen Weisheit hat Gott uns gezeigt, wie wir die Vorteile des Weins ohne den Alkohol nutzen können. Meine Frau und ich trinken jetzt alkoholfreien Rotwein. Wenn Sie bei sich alkoholfreien Wein erhalten können, sollten Sie darauf achten, dass er mit der Schale gekeltert wurde. Um den oben erwähnten Nutzen zu erzielen, sollten Sie einen viertel bis einen halben Liter pro Tag trinken. Der Gedanke, regelmäßig Wein zu trinken, wird vielen vielleicht abwegig vorkommen, aber bei alkoholfreiem Wein können wir die Vorteile genießen, die Gott uns zugedacht hat, ohne mit schädlichen Nebenwirkungen rechnen zu müssen.

Beten Sie darüber. Gott kann auch diesen Weg benutzen, um Ihnen Gesundheit zu schenken.

Gottes Ernährungsvorschriften

Wenn die Bibel davon spricht, dass unser Körper gesund werden soll, dann hat sie immer den natürlichen wie den übernatürlichen Aspekt im Blick. In diesem Abschnitt wollen wir auf die natürlichen, praktischen Dinge eingehen, die Gott von uns erwartet, damit wir in göttlicher Gesundheit leben.

In 2. Mose 23, 25 sagt Gott, er werde „dein Brot und dein Wasser segnen, und ich will alle Krankheit von dir wenden". Das zeigt ganz deutlich, dass die praktischen Aspekte der Ernährung wesentlich zur Gesundheit beitragen. Wir wollen die Ernährung deshalb einmal aus der biblischen Perspektive betrachten.

Im fünfzehnten Kapitel von 2. Mose geht Gott einen heilenden Bund mit den Menschen ein:

- Wirst du der Stimme des Herrn, deines Gottes, gehorchen und tun, was recht ist vor ihm, und merken auf seine Gebote und halten alle seine Gesetze, so will ich dir keine der Krankheiten auferlegen, die ich den Ägyptern auferlegt habe; denn ich bin der Herr, dein Arzt. 2. Mose 15, 26

Unmittelbar nach diesem Bund der Heilung mit seinem Volk regelte Gott im sechzehnten Kapitel die Frage der Ernährung, indem er sein Volk mit Manna versorgte. Von dieser übernatürlichen, vom ernährungstechnischen Standpunkt gesunden Substanz lebten die Israeliten die ganzen vierzig Jahre, die sie durch die Wüste wanderten.

Als sie das Gelobte Land erreichten, wartete dort ein ungeheurer Nahrungsreichtum auf sie. Das Land war voller natürlicher Güter, die eine gesunde, nahrhafte Ernährung gewährleisteten, wie sie heute als Mittelmeerdiät bekannt ist.

Was wir essen, hat immer einen direkten Einfluss auf unseren Gesundheitszustand. Sechs von zehn der Haupttodesursachen in unserem Land sind auf falsche Ernährung zurückzuführen.

Was sollen wir essen?

Wir haben bereits einige der Nahrungsmittel genannt, die für uns gesund sind. Wir wollen es noch einmal tun und diesmal auf die einzelnen Bestandteile eingehen, die für eine gesunde Ernährung wichtig sind, sowie auf die Nahrungsmittel selbst, die die einzelnen Nährstoffe enthalten.

Eiweiß (Protein)

Eiweiß ist wichtig für unsere Gesundheit. Wir sollten die Eiweißaufnahme aber trotzdem auf 10 bis 15 Prozent der täglichen Kalorienzufuhr beschränken. Übermäßiger Eiweißverzehr kann zu Nierenproblemen, hohem Cholesterinspiegel und Herzkrankheiten sowie anderen Gesundheitsproblemen führen.

Essen Sie darum nicht mehr als zweimal pro Woche rotes Fleisch. Nehmen Sie lieber Fisch (vor allem Forelle, Lachs, Makrele und Thunfisch) und Geflügel (am besten das weiße Fleisch ohne die Haut).

Kohlenhydrate

Gott hat das Muster für unsere Nahrungsaufnahme im 1. Buch Mose vorgegeben:

- Und Gott sprach: Sehet da, ich habe euch gegeben alle Pflanzen, die Samen bringen, auf der ganzen Erde, und alle Bäume mit Früchten, die Samen bringen, zu eurer Speise. 1. Mose 1, 29
- Alles, was sich regt und lebt, das sei eure Speise; wie das grüne Kraut habe ich's euch alles gegeben. 1. Mose 9, 3

Der oben genannte Vers aus dem ersten Kapitel der Bibel bezieht sich auf die natürlichen Nahrungsmittel, die Gott uns gegeben hat, damit wir unseren Bedarf an Kohlenhydraten decken können. Körner, Samen, Früchte und Gemüse sind die Quellen, die uns für die Kohlenhydrate zur Verfügung stehen.

Komplexe Kohlenhydrate sind äußerst wichtig für einen gesunden Körper. Es gibt heute einige Menschengruppen (vor allem in den asiatischen Ländern), bei denen es so gut wie keine Arterienverkalkung oder Krebserkrankungen gibt – weil ihre Ernährung vor allem aus komplexen Kohlenhydraten besteht.

Der größte Teil unserer Nahrungsmittelzufuhr sollte darum aus den folgenden Gruppen komplexer Kohlenhydrate stammen:

- *grüne und gelbe Gemüsearten* – dreimal täglich oder öfter
- *Getreide, einschließlich Flocken, Reis, Vollkornbrot* – zweimal täglich
- *Obst* – dreimal täglich oder öfter
- *Hülsenfrüchte* – zwei- bis dreimal pro Woche

Bestimmte kohlenhydratreiche Gemüse- und Obstarten zeigen krebshemmende Wirkung. Dazu gehören:

- *Sorten mit hohem Vitamin-A-Gehalt*
  Diese Früchte oder Gemüse sind oft rot oder gelb. Dazu gehören Aprikosen, Möhren, Melone, Kürbis, Pfirsiche und Süßkartoffeln. Andere sehr gute Kohlenhydratlieferanten sind Wassermelone, Brokkoli, Grünkohl, Römersalat und Tomaten.

- *Sorten mit hohem Vitamin-C-Gehalt*
  Zu den Vitamin-C-haltigen Sorten gehören Melone, Brokkoli, Grünkohl, Orangen, Kohl, Tomaten, Erdbeeren, Blumenkohl und Spinat.

- *Gemüse aus der Familie der Kreuzblütlergewächse*
  Essen Sie zumindest einige dieser Gemüsearten mehrmals in der Woche. Dazu gehören Brokkoli, Weiß- und Rotkohl, Rosenkohl und Blumenkohl.

Kohlenhydrate werden in der Bibel häufig erwähnt. Eines der besten Beispiele für eine kohlenhydratreiche Diät finden wir bei Daniel. Als Daniel und seine Freunde sich weigerten, die üppigen, fettreichen, ungesunden Dinge vom Tisch des

Königs zu essen, bat er den Haushalter des Königs um eine andere Nahrung:

- Da sagte Daniel zu dem Aufseher [...]: Versuch's doch mit deinen Knechten zehn Tage und laß uns Gemüse zu essen und Wasser zu trinken geben. Und dann laß dir unser Aussehen und das der jungen Leute, die von des Königs Speise essen, zeigen; und danach magst du mit deinen Knechten tun nach dem, was du sehen wirst. Und er hörte auf sie und versuchte es mit ihnen zehn Tage. Und nach den zehn Tagen sahen sie schöner und kräftiger aus als alle jungen Leute, die von des Königs Speise aßen. Da tat der Aufseher die Speise und den Trank, die für sie bestimmt waren, weg und gab ihnen Gemüse. Daniel 1, 11-16

Was für ein überzeugendes Beispiel sind Daniel und seine Freunde für uns für den gesundheitlichen Nutzen einer kohlenhydratreichen Kost.

Ballaststoffe

Ballaststoffe sind wichtig für die tägliche Ernährung. Es gibt viele Lieferanten für Ballaststoffe. Zu ihnen gehören nicht nur Obst und Gemüse, sondern auch viele Getreidearten. Suchen Sie sich aus den folgenden Nahrungsmitteln einige aus:

- *Weizen.* Weizen hat sich als erfolgreich bei der Verhütung von gewissen Krebsarten erwiesen. Versuchen Sie täglich eine halbe Tasse Weizenkleie zu sich zu nehmen.

- *Hafer (Haferkleie)* kann die Blutfettwerte senken (Cholesterin). Versuchen Sie täglich eine drittel Tasse Haferkleie zu sich zu nehmen (kann mit der Weizenkleie vermischt werden).

- *Hülsenfrüchte.* Bohnen und Erbsen sollten regelmäßig gegessen werden (am besten dreimal pro Woche). Essen Sie dicke weiße Bohnen, bunte Bohnen und Linsen. Sie alle wirken anscheinend cholesterinsenkend (Blutfett).

Fette

Die stärksten Worte Gottes über die Ernährung betreffen die Fette:

- Das sei eine ewige Ordnung für eure Nachkommen überall, wo ihr wohnt, daß ihr weder Fett noch Blut esset. 3. Mose 3, 17

Die Ernährung der Amerikaner besteht zu zweiundvierzig Prozent aus Fett. Wir gehören weltweit zur Gruppe mit der höchsten Rate an Herzerkrankungen und Arterienverkalkung. Überlegen Sie, wie viel Fett Sie zu sich nehmen. Sie können den Verzehr von Fett erfolgreich reduzieren und den Weg zu einer besseren Gesundheit bahnen, wenn Sie die folgenden einfachen Grundsätze beachten:

- *Essen Sie nur wenig mageres Fleisch.* Essen Sie lieber Fisch und Geflügel.

- *Essen Sie weniger Käse.* Käse kann bis zu 50 Prozent Fett enthalten. Essen Sie fettreduzierten oder fettfreien Käse.

- *Öl.* Lesen Sie die Etiketten und vermeiden Sie Öle mit „Kokos- oder Palmölanteilen". Vermeiden Sie Kaffeerahm, Schlagsahne und gehärtete oder teilweise gehärtete Fette.

Bestimmte Fettsorten dagegen sind wichtig für die Ernährung. Ersetzen Sie damit die ungesunden Fettarten. Zu den gesunden Fetten gehören:

- *Maiskeimöl, Sonnenblumenöl und Distelöl.* Leinöl kann die Blutfettwerte sogar senken. Verwenden Sie diese Öle zum Kochen und am Salat.

- *Olivenöl.* Olivenöl ist gut – es kann das Blutfett senken. Untersuchungen lassen vermuten, dass es auch den Blutdruck senken kann. Verwenden Sie es am Salat, zum Kochen und als Ersatz in anderen Rezepten.

- *Bestimmte fetthaltige Fischsorten* wie Thunfisch, Lachs und Makrele können die Neigung zu Arterienverkalkung und Herzerkrankungen senken.

Zucker

Seien Sie zurückhaltend mit einfachen Zuckerarten. Sie haben zu viele Kalorien. Zuckerreiche Nachspeisen sind oft reich an gesättigten Fetten. Zuckerersatzstoffe scheinen bislang unschädlich. Aspartam ist eine Kombination natürlicher Aminosäuren, die auch in Pfirsichen, grünen Bohnen, Milch und vielen anderen Substanzen vorkommt. Es gibt jedoch Menschen, die Aspartam nur schlecht vertragen und es deshalb vermeiden sollten, da es hin und wieder zu Kopfschmerzen, Allergien oder anderen Reaktionen führen kann. Obwohl auch Saccharin bedenkenlos erscheint, ist Aspartam vorzuziehen, weil es sich dabei um einen natürlichen Stoff handelt.

Salz

Kochsalz, oder Natriumchlorid, ist für den Körper notwendig, kann aber bei Überdosierung sehr schädlich sein. Verwenden Sie darum beim Kochen möglichst wenig Salz und streuen Sie es auch nicht über Fertiggerichte. Wenn Sie Ihr Essen würzen wollen, nehmen Sie jodiertes Salz oder eine Kräutersalzmischung. Man kann auch nur mit Kräutern würzen.

Kaffee

Das Koffein im Kaffee kann (bei großen Mengen) den Cholesterinspiegel erhöhen, zu Herzbeschwerden führen und bei Frauen zu fibrozystischen Beschwerden. Beschränken Sie den Kaffeegenuss auf zwei Tassen pro Tag. Was darüber hinausgeht, sollte koffeinfrei sein.

Richtig einkaufen

Als Gott mit dem Menschen den Gesundheitsbund schloss, lenkte er die Aufmerksamkeit sofort auf das, was sein Volk essen sollte, und gab ihm besondere Anweisungen, wie es sein Essen sammeln und zubereiten sollte (siehe 2. Mose 15, 26). In 2. Mose 23, 25 versprach er, Brot und Wasser (die tägliche Nahrung) zu segnen. Mit diesem Segen kündigte er an, dass er „alle Krankheit von dir wenden" wolle.

Der Gesundheitsminister der Vereinigten Staaten hat gerade in den vergangenen Wochen die Ernährungsgesetze Gottes bekräftigt und gesagt: „Ihre Ernährung kann die langfristigen Gesundheitsperspektiven mehr beeinflussen als alles, was Sie sonst unternehmen."

Der folgende Abschnitt kann Ihnen helfen, Ihre Ernährungsgewohnheiten zu überprüfen und zu entscheiden, welche Nahrungsmittel Sie und Ihre Familie zu sich nehmen wollen, weil sie die beste Voraussetzung für eine gute Gesundheit bieten. Überlegen Sie es sich gut; es geht um Ihre Gesundheit und die Ihrer Familie.

Frische Produkte einkaufen

- Achten Sie auf eine vielseitige Ernährung. Es gibt eine Vielzahl von Produkten, aus denen Sie auswählen können.
- Römersalat ist der beste aus der Salatfamilie.
- Wählen Sie Produkte mit einem hohen Vitamin-C-Gehalt:

Paprika, Tomaten, Brokkoli, Kohl, Kartoffeln, Grünkohl, Rettich, Gartenkresse, Melone, Kiwi und Erbeeren.

- Essen Sie Obst und Gemüse wenn möglich immer mit der Schale.
- Wählen Sie Produkte mit einem hohen Gehalt an Vitamin A: dunkelgrüne, gelbe und rote Gemüsesorten; auch Spaghettikürbis, gelber Kürbis und Zucchini.
- Aus den meisten Gemüsesorten lassen sich auch feine Suppen zubereiten.

Feinkost

- Kaufen Sie Roastbeef, Putenaufschnitt oder gekochten, mageren Schinken und achten Sie darauf, dass das Fleisch zu 97-98 Prozent fettfrei ist.
- Verwenden Sie nur wenig Speck, wenn überhaupt.
- Vermeiden Sie Würstchen – auch die aus Puten- oder Hähnchenfleisch.

Milchprodukte

- Verwenden Sie fettfreien Naturjoghurt anstelle von saurer Sahne.
- Wählen Sie fettfreien oder fettreduzierten Käse oder Käse mit weniger als fünf Prozent Fettgehalt.
- Verwenden Sie Magermilch.
- Probieren Sie es auch einmal mit Buttermilch – sie hat nur wenig Fett.
- Verwenden Sie nur wenig Margarine und nehmen Sie eine der neuen, fettfreien Sorten ohne Trans-Fettsäuren. Statt Margarine kann auch einer der neuen fettarmen Brotaufstriche verwendet werden.

Brot und Getreide

- Verwenden Sie Vollkornbrotsorten (Weizen, Roggen, Haferkleie).

- Bei Frühstücksflocken empfiehlt es sich, Weizen- und Haferkleie zu mischen (eine drittel bis eine halbe Tasse täglich). Wenn Sie sich nur für Haferkleie entscheiden, essen Sie pro Tag eine drittel Tasse. Weizen ist gut für den Darm; Hafer senkt das Cholesterin.
- Achten Sie bei fertigen Müslimischungen darauf, dass sie keinen Zucker enthalten.

An der Fleischtheke

- Vermeiden Sie so weit wie möglich tierische Fette sowie Innereien wie Leber und Bries.
- Verwenden Sie mageres Fleisch – Steak, Entrecote, Filet, Lendenstücke, Fleisch aus der Keule.
- Schweinefleisch hat im Allgemeinen einen höheren Fettanteil. Schweinefilet hat den niedrigsten Fettgehalt (26 %), Schinkenspeck den höchsten (80 %).
- Vermeiden Sie so weit möglich Rippchen, Corned Beef, Würstchen und Speck.

Fisch und Geflügel

- Nehmen Sie frischen Fisch aus tiefen Kaltwassergebieten. Dazu gehören Lachs, Thunfisch, Makrele, Forelle und Hering.
- Essen Sie möglichst selten Hummer oder Krabben.
- Eine gute Alternative zu Rindsgehacktem ist frisches Putenhackfleisch.
- Pute oder Putenbrust sind sehr zu empfehlen.
- Bei Hähnchen denken Sie daran, dass die Hälfte der Kalorien in der Haut stecken. Ziehen Sie daher vor der Zubereitung die Haut ab.

Tiefkühlware

- Bei Tiefkühlgerichten achten Sie darauf, dass die Nahrung weniger als 15 Milligramm Fett enthält, weniger als vierhundert Kalorien und weniger als achthundert Milligramm Kochsalz.

- Frieren Sie fettfreien Joghurt ein, und nehmen Sie Fruchtanstatt Sahneeis.
- Gefrorener Joghurt oder gefrorene Früchte ohne zusätzlichen Zucker sind eine gute Alternative als Dessert.

Fett, Öl und Salatdressings

- Verwenden Sie zum Braten Pflanzenöl – am besten eignen sich Maiskeimöl oder eine der speziellen Pflanzencremes. Kalt gepresste Öle wie Olivenöl eignen sich nur zum Kurzbraten.
- Für Salate ist Olivenöl das Beste. Oder mixen Sie sich selbst eine fettfreie Salatsauce.
- Verwenden Sie cholesterinfreien Pflanzenaufstrich anstatt Butter.
- Nehmen Sie fettfreie Mayonnaise.
- Verwenden Sie Diätsaucen mit weniger als 10 Kalorien pro Esslöffel.
- Verwenden Sie für Salate und als Marinade für Fleisch, Geflügel und Gemüse fettreduzierte oder fettfreie italienische Dressings.
- Verwenden Sie Würzessig, Zitronensaft oder Kräuter- und Gewürzmischungen an Gemüse und Fisch oder Geflügel.

Fertigprodukte

- Vermeiden Sie Palm-, Palmkern- und Kokosöle (lesen Sie vor dem Kaufen die Etiketten).
- Ungesalzene Brezeln sind ein guter fettreduzierter Snack.
- Mikrowellenpopcorn hat oft einen hohen Fettgehalt (das falsche Fett) und Salz. Nehmen Sie stattdessen eine fettfreie Mischung.
- Essen Sie nur wenig Pommes frites, oder nehmen Sie Backofenfrites, die Sie ohne Fett zubereiten können.
- Es gibt verschiedene Sorten getrockneter Bohnen, die den

Cholesterinspiegel senken. Dazu gehören dicke, weiße Bohnen, Kidneybohnen, bunte Bohnen und andere.

- Achten Sie auf die Reissorte. Am besten ist der ungeschälte braune Naturreis.
- Plätzchen enthalten in der Regel viel Fett (lesen Sie die Zutatenliste). Kaufen Sie Plätzchen nur, wenn sie kein Palm- oder Kokosöl enthalten und nicht mehr als drei Gramm Fett pro Plätzchen. Probieren Sie einmal Plätzchen, die mit Fruchtsaft und ohne gehärtete Fette hergestellt wurden (gibt es im Reformhaus).

Was ist mit Konserven?

- Vermeiden Sie Limonaden und Dosengetränke. Nehmen Sie 100 Prozent reinen Fruchtsaft.
- Bei Fisch nehmen Sie Sorten mit essbaren Gräten wie Lachs oder Sardinen (achten Sie auf den Kochsalzgehalt).
- Bohnen, Erbsen und Mais aus der Dose sind gute Lieferanten von Vitaminen, Mineral- und Ballaststoffen. Sie sind allerdings nicht ganz so gesund wie frisches Gemüse. Greifen Sie darum nur dann auf Gemüsekonserven zurück, wenn es nicht anders geht.

Hesekielbrot

Die Bibel empfiehlt im Übrigen ein ganz besonderes Brot. Da es beim Propheten Hesekiel beschrieben wird, nenne ich es „Hesekielbrot".

- Nimm dir aber Weizen, Gerste, Bohnen, Linsen, Hirse und Spelt und tu alles in ein Gefäß und mache dir Brot daraus. Hesekiel 4, 9

Wir haben hier wieder ein ganz erstaunliches Beispiel für das therapeutische Bewusstsein der Bibel. Jedes der hier erwähnten Nahrungsmittel hat ganz besondere Vorteile für unsere Gesundheit und zur Vorbeugung von Krankheiten. Natürlich wusste Gott das, und er hat uns dieses wunderbare Brot für unsere Gesundheit empfohlen.

Hier nur ein paar wissenschaftliche Erkenntnisse über die verschiedenen Bestandteile:

Weizen und Spelt vermindern das Risiko von Herzerkrankungen. Achten Sie darauf, dass Sie Vollkornweizen verwenden, kein Weißmehl. Vollkornmehl ist ein hervorragender Lieferant für die Vitamine des B-Komplexes, Phosphor, Eisen und Vitamin E. Das Vitamin E im Weizen hilft dem Körper, die Produktion der Freien Radikalen zu hemmen (die dafür sorgen, dass sich das LDL-Cholesterin an den Arterienwänden festsetzt), und vermindert so das Risiko von Herzerkrankungen. Die Ballaststoffe im Weizen reduzieren das Risiko von Darmkrebs.

Gerste hilft ebenso, das Risiko von Herzerkrankungen zu verringern. Tun Sie Ihren Arterien einen Gefallen und essen Sie sowohl Weizen als auch Gerste. Gerste kann das Cholesterin und die Neigung zu Arterienverkalkung senken, die Verdauung fördern und die Gefahr gewisser Krebsarten verringern. Gerste ist auf zwei Weisen gut gegen Herzerkrankungen: Die Tocopherole in der Gerste hindern die Oxidation der Freien Radikalen, ein Prozess, bei dem sich das LDL-Cholesterin (die böse Sorte) an den Arterienwänden festsetzt. Sie helfen auch, Blutgerinnsel zu vermeiden. Weil Gerste reich an Selen und Vitamin E ist, schützt sie auch gegen Krebs.

Bohnen und Linsen senken den Cholesterinspiegel und sind reich an löslichen Ballaststoffen. Sie helfen auch, die Blutzuckerwerte zu stabilisieren, mindern das Risiko von Brust- und Prostatakrebs und senken bei Zuckerkranken das Risiko von Herzerkrankungen.

Hirse und Spelt können prämenstruelle Beschwerden lindern und die Wundheilung beschleunigen. Hirse enthält Eiweiß, das dem Körper hilft, Muskeln und Bindegewebe aufzubauen und zu stärken.

Brot

Weil die Bibel von ganz normalen Menschen und ihrem Alltag berichtet, kommt das Wort Brot sehr häufig vor; zum ersten Mal bereits in 1. Mose 3, 19. In den Häusern Palästinas war jeden Tag Backtag. Gersten- oder Weizenmehl wurde mit Wasser und Salz vermischt und dann in einfachen Öfen gebacken. Das so hergestellte Brot war ein solches Grundnahrungsmittel, dass Brot und Speise oft als austauschbare Begriffe verwendet wurden (siehe Rich. 13, 16; Spr. 27, 27). Wenn Gott im Gericht drohte, den „Vorrat an Brot" zu verderben, dann war damit die Lebensgrundlage als solche in Gefahr (siehe 3. Mose 26, 26). Verhieß er dagegen „ein Land, wo du Brot genug zu essen hast", dann war das ein Versprechen auf das Leben selbst (5. Mose 8, 9). Diese Gleichsetzung von Brot und Leben führte die biblischen Schreiber dazu, auch vom „Brot der Sorgen" (Ps. 127, 2), „des Frevels" (Spr. 4, 17), „der Faulheit" (Spr. 31, 27) und „der Tränen" (Ps. 80, 6) zu sprechen.

Das Brot nahm auch im religiösen Leben der Menschen der Bibel einen wichtigen Platz ein. So wurden auch Getreideopfer gebracht (3. Mose 2, 4). Sowohl in der Stiftshütte als auch im Tempel mussten ständig die „Schaubrote" ausliegen (2. Mose 25, 30; 1. Chron. 28, 16). Das Fest der ungesäuerten Brote stand im Mittelpunkt des Gedenkens an den Auszug aus Ägypten. Auch die Versorgung mit dem Manna, dem „Brot vom Himmel" (2. Mose 16, 4), das die Israeliten während der Wüstenwanderung ernährte, war ein Hinweis auf Gottes schützende Fürsorge. In den Evangelien weist Jesus auf die Bedeutung des Brotes hin, indem er 5. Mose 8, 3 zitiert: „Der Mensch lebt nicht vom Brot allein" und sich dann selbst als das wahre Brot vom Himmel bezeichnet, das der Welt das Leben bringt (siehe Matth. 4, 4; Luk. 4, 4; Joh. 6, 33). Beim letzten Abendmahl deutet er das Brechen des ungesäuerten Passabrotes als Symbol für das Opfer, das er selbst bringen wird. Dieser zeremoniellen Handlung wurde von den frühen Christen dann mit dem „Brotbrechen" gedacht (Apg. 2, 42).[2]

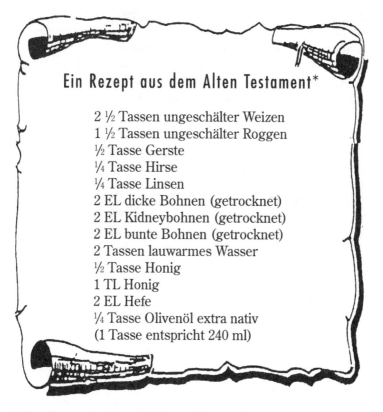

Ein Rezept aus dem Alten Testament[*]

2 ½ Tassen ungeschälter Weizen
1 ½ Tassen ungeschälter Roggen
½ Tasse Gerste
¼ Tasse Hirse
¼ Tasse Linsen
2 EL dicke Bohnen (getrocknet)
2 EL Kidneybohnen (getrocknet)
2 EL bunte Bohnen (getrocknet)
2 Tassen lauwarmes Wasser
½ Tasse Honig
1 TL Honig
2 EL Hefe
¼ Tasse Olivenöl extra nativ
(1 Tasse entspricht 240 ml)

* Das Rezept basiert direkt auf den Angaben in Hesekiel 4, 9.

Mischen Sie die Weizen- und Roggenkörner, Gerste, Hirse, Linsen und die verschiedenen Bohnen und mahlen Sie die Mischung in einer Getreidemühle, bis sie so fein ist wie normales Mehl. Zu grob gemahlene Körner können Verdauungsprobleme hervorrufen. Die Mischung ergibt 8 Tassen Mehl. Für ein Brot brauchen Sie 4 Tassen.

Geben Sie 4 Tassen Mehl in eine große Schüssel. Bewahren Sie die übrige Mehlmischung bis zur weiteren Verwendung im Kühlschrank auf.

Geben Sie 1 Tasse lauwarmes Wasser in eine kleine Schüssel. Fügen Sie 1 TL Honig und die Hefe zu und rühren Sie so lange, bis die Hefe sich aufgelöst hat. Decken Sie das Ganze zu, und lassen Sie es an einem warmen Ort fünf bis zehn Minuten gehen.

Verrühren Sie in einer kleinen Schüssel das Olivenöl, die ½ Tasse Honig und 1 Tasse lauwarmes Wasser. Mischen Sie das Ganze gut und geben Sie es dann zur Mehlmischung in die große Schüssel. Fügen Sie nun die Hefemischung zu und kneten Sie alles gut durch, bis Sie einen weichen, glatten Teig erhalten. Füllen Sie den Teig in eine mit cholesterinfreiem Öl ausgestrichene Form und lassen Sie ihn an einem warmen Ort etwa eine Stunde aufgehen.

Bei 180 Grad gut dreißig Minuten backen.

Wenn Sie keine Getreidemühle haben, können Sie natürlich auch eine der verschiedenen Vollkornbrotmischungen kaufen, die heute angeboten werden. Geschmacklich wird sie sich allerdings von dem obigen Rezept beträchtlich unterscheiden.

Kapitel 6

Gesund mit der Bibel – Praktische Tipps

Die Nahrungsmittel der Mittelmeerdiät sind reich an natürlichen Wirkstoffen, die Gott geschaffen hat, um uns vor den verheerenden Auswirkungen der Krankheit zu schützen. Die Bibel spricht häufig davon, dass Gott im geistlichen, übertragenen Sinn eine schützende Hecke um uns baut. So lesen wir in Hiob 1, 10: „Hast du doch ihn und sein Haus und alles, was er hat, ringsumher beschützt. Du hast das Werk seiner Hände gesegnet, und sein Besitz hat sich ausgebreitet im Lande." Dabei ist zu beachten, dass der Schutz nicht nur für den Einzelnen gilt, sondern für seinen Haushalt und sogar für seinen ganzen Besitz. Mit anderen Worten, nicht nur unser Körper wird beschützt, sondern auch unsere materiellen Güter. Welche natürlichen Mittel empfiehlt uns nun die Bibel, um unseren Körper gesund zu erhalten?

Für ein ausgeglichenes Immunsystem sorgen

Der „natürliche" Schutz, den die Bibel für unseren Körper bereithält, kann uns vor den Angriffen vieler Krankheiten und Leiden bewahren. Dieser natürliche Schutz ist auch als Immunsystem bekannt. Es ist ein geradezu unglaubliches System, das so ziemlich alles von uns fernhalten kann, angefangen beim einfachen Schnupfen und der Erkältung bis hin zum zerstörerischen Krebs. Ein überreaktives Immunsystem kann sogar unsere eigenen Körperzellen angreifen und zu Krankheiten wie Lupus oder rheumatischer Arthritis (Autoimmunerkrankungen) führen. Ein Versagen des Immunsystems kann Krebs hervorrufen, und ein überempfindliches Immunsystem kann zu Allergien führen. Ein geschwächtes Immunsystem schließlich kann den Alterungsprozess beschleunigen.

Die Wissenschaft ist dabei, ein faszinierendes Spektrum von natürlichen Wirkstoffen zu entdecken, die das Immunsystem stärken können. Es zeigt sich, dass Gott die nötigen Substanzen in seinem Pflanzenreich schon bereitgestellt hat. Wir sind inzwischen in der Lage, diese Substanzen zu konzentrieren, und wir können sie einsetzen, um einen „Schutzzaun" zu errichten, der uns bei der Abwehr von Krankheiten hilft.

Die im Folgenden genannten zwölf natürlichen Substanzen helfen uns, das Immunsystem zu stärken und zu schützen:

1. *Vitamin E* – hilft, die Funktion des Immunsystems zu erhalten und zu stärken. Ein geschwächtes Immunsystem kann durch die tägliche Einnahme von 800 I.E. (internationalen Einheiten) Vitamin E in natürlicher Form gestärkt werden.

2. *Multivitamine* – eine einfache Multivitaminkapsel trägt entscheidend dazu bei, das Gleichgewicht zu bewahren. Nehmen Sie pro Tag eine Kapsel.

3. *Vitamin-B-Komplex* – Der B-Komplex enthält alle verschiedenen B-Vitamine. B6 hat einen nachweislich positiven Einfluss auf das Immunsystem und ist im B-Komplex enthalten.

4. *Vitamin C* – Vitamin C spielt eine wichtige Rolle beim Aufbau der weißen Blutkörperchen, die das Rückgrat unserer Immunreaktionen sind. Nehmen Sie zweimal täglich 1000 Milligramm Vitamin C (die von der Deutschen Gesellschaft für Ernährung empfohlene Menge pro Tag beträgt etwa 150 Milligramm) zu sich. Nehmen Sie aber keine „Retard"-Präparate, die ihre Wirkung über den Tag verteilt freisetzen.

108

5. *Zink* – ist schon lange als wichtiges Element zum Schutz des Immunsystems bekannt. Zu viel davon kann allerdings schaden. 15 bis 30 Milligramm pro Tag reichen aus (diese Menge ist in fast allen Multivitaminpräparaten enthalten).

6. *Chrom* – hat einen eher indirekten Effekt auf das Immunsystem, indem es die T-Lymphozyten und das Interferon anregt. Nehmen Sie täglich 200 Mikrogramm.

7. *Joghurt* – Lebendige Joghurtkulturen regen das Immunsystem an, indem sie die Produktion von Gamma-Interferon im Körper steigern, das zur Abwehr von Infektionen dient. Ein bis zwei Becher Joghurt pro Tag sind empfehlenswert.

8. *Co-Enzym Q 10* – Untersuchungen zeigen, dass dieses Enzym einen wichtigen Bestandteil des Immunsystems steigern kann (Gamma-Globulin). Eine Menge von 30 Milligramm pro Tag wird zur Vorbeugung empfohlen. Bei einer bereits bestehenden Krankheit sind 90 Milligramm ratsam.

9. *Knoblauch* – kann die Reaktionen des Immunsystems anregen und fördern. Nehmen Sie Knoblauchkapseln, die etwa einer frischen Knoblauchzehe pro Tag entsprechen.

10. *Selen* – kann die Funktion des Immunsystems fördern, vor allem im Kampf gegen Krebs. Zu hohe Dosierungen können allerdings schädlich sein. Nehmen Sie deshalb nicht mehr als 100 Mikrogramm pro Tag (die von der Welternährungsorganisation FAO empfohlene Menge beträgt 70 Mikrogramm).

11. *Echinacea* – auch diese pflanzliche Substanz regt das Immunsystem an. Echinacea sollte nicht täglich genommen werden, da der Körper sich daran gewöhnen und die Wirkung damit schwächen kann. Nehmen Sie zwei bis drei

Teelöffel Tropfen pro Tag (oder als Kapsel) über vier bis acht Wochen und machen Sie dann zwei Wochen Pause.

12. *Glutathion* – ein wirksames Antioxidantium und Anreger des Immunsystems. Empfohlen werden 100 Milligramm pro Tag.

Andere Vitamine und Antioxidantien

In Matthäus 24 schildert Jesus verschiedene Ereignisse, die in den letzten Tagen eintreten werden. In Vers 7 spricht er besonders von Hungersnöten. In der alten Lutherbibel stand an dieser Stelle auch noch der Ausdruck „Pestilenz". Es war also auch noch von Krankheiten die Rede. Viele der Krankheiten, die uns in den letzten Tagen begegnen werden (Aids zum Beispiel), greifen unser Immunsystem an. Wir müssen darum Maßnahmen ergreifen, um unser Immunsystem zu stärken und so gut wie nur möglich zu unterstützen.

Forscher haben inzwischen viele Substanzen isoliert, die das Immunsystem unterstützen und das Auftreten vieler Arten von Krebs und Herzerkrankungen mindern können. Eine Gruppe sind die so genannten Antioxidantien. Zu ihnen gehören Vitamin C, Vitamin E, Betakarotin und Selen.

Die Antioxidantien, die wir brauchen, finden sich in vielen Nahrungsmitteln. Im Folgenden sind einige genannt:

▷ *Vitamin C* – Zitrusfrüchte, Erdbeeren, Melone, Brokkoli, Tomaten und andere Früchte.

▷ *Vitamin E* – pflanzliche Öle, Weizenkeime, Vollkornbrot und Nudeln.

▷ *Betakarotin* – Brokkoli, Melone, Möhren, Spinat, Kürbis, Süßkartoffeln, Aprikosen und andere grüne, rote oder gelbe Obst- und Gemüsearten.

▷ *Selen* – Fisch, Fleisch, Brot und Getreide.

Ein anderer Wirkstoff, der allem Anschein nach einen starken Schutz auf verschiedene Körperfunktionen ausübt, ist das Spurenelement Chrom. Es befindet sich in Hefe, Vollkornprodukten, Weizenkleie, Apfelschalen und anderen Substanzen. Chrom spielt eine Rolle bei Diabetes, dem Cholesterinspiegel, Herzkrankheiten und grauem Star. Es kann auch den Alterungsprozess selbst beeinflussen.

Zur Nahrungsergänzung

Um für eine ausreichende Zufuhr an Vitaminen und Mineralstoffen zu sorgen, nehmen viele Menschen entsprechende Präparate ein. Basierend auf aktuellen Informationen finden Sie unten eine Aufzählung der Zusatzstoffe, die ich selbst einnehme und die von vielen Forschern empfohlen werden.

▷ Vitamin C, zweimal täglich 100 Milligramm (von der Deutschen Gesellschaft für Ernährung DGE empfohlen: 150 Milligramm pro Tag)
▷ Vitamin E, einmal täglich 800 Einheiten (DGE: 20-25 Milligramm pro Tag)
▷ Betakarotin, einmal täglich 15 Milligramm. Betakarotin ist oft in Dosierungen von 25 000 internationalen Einheiten erhältlich, was 15 Milligramm entspricht. Raucher sollten kein Betakarotin nehmen. (DGE: 4 Milligramm pro Tag)
▷ Selen, einmal täglich 100 Mikrogramm (Welternährungsorganisation FAO: 70 Mikrogramm)
▷ Chrompicolinat, 200 Mikrogramm einmal täglich
▷ Co-Enzym Q 10, einmal täglich 30 Milligramm
▷ Vitamin-B-Komplex, eine Tablette täglich
▷ Knoblauch, pro Tag die einer Zehe entsprechende Menge
▷ Multivitamine, einmal täglich nach der Mahlzeit
▷ Kalzium(karbonat), einmal täglich 1000 Milligramm.

Die Mengen gelten für Erwachsene und Kinder über sechzehn Jahren. Kinder unter sechzehn sollten spezielle Kinder-Multivitaminpräparate nehmen.

Gedächtnis- und Hirnfunktionen verbessern

In 2. Timotheus 1, 7 heißt es: „Gott hat uns nicht gegeben den Geist der Furcht, sondern der Kraft und der Liebe und der Besonnenheit." Das Wort Gottes erneuert unser Denken im geistlichen Sinn. Aber es erhebt sich die Frage, ob Gott im Hirnbereich nicht auch durch äußere Mittel (wie die Nahrung) Veränderungen bewirken kann. Er sagte, er wolle „alle Krankheit von dir wenden", aber zunächst hieß es, er werde unser Essen segnen (2. Mose 23, 25). Und wir haben ja bereits gesehen, dass die Ernährung einen entscheidenden Einfluss auf unsere Stimmung, unser Gedächtnis und andere Hirnfunktionen haben kann. Einige der entsprechenden Nahrungsmittel werden im Folgenden genannt.

Fisch – Jahrelang galt Fisch als „Hirnnahrung". Tatsächlich enthält Fisch einen hohen Anteil an Selen, und Untersuchungen haben gezeigt, dass Menschen, die ihrem Körper nicht genug Selen zuführen, eher zu Depressionen, Mattheit und Angstzuständen neigen. Wird ausreichend Selen gegeben, kann sich die Stimmung entscheidend bessern. Eine tägliche Dosis von 100 Mikrogramm (FAO: 70 Mikrogramm) wird oft empfohlen, um eine ausreichende Zufuhr zu garantieren (und Krebs vorzubeugen).

Nüsse – Bestimmte Nüsse (Paranüsse) enthalten viel Selen und können die Stimmung aufhellen. Sonnenblumenkerne und Weizenkleie enthalten ebenfalls viel Selen.

Folsäure – Ein Mangel an Folsäure kann zu Depressionen, Gedächtnisschwund und sogar zu psychischen Problemen führen. Folsäuremangel ist in den USA weit verbreitet. Untersuchungen zeigen jedoch, dass ein Ausgleich mit schon

400 Mikrogramm täglich die Botenstoffe im Gehirn (Serotonin) aktivieren und Vergesslichkeit, Depressionen und Gereiztheit korrigieren kann. Folsäurelieferanten sind Spinat (eine Tasse, gekocht), Bohnen und grüne Blattgemüse (oder eine Pille von 400 Mikrogramm täglich).

Knoblauch – Untersuchungen zeigen, dass Knoblauch auch ein Stimmungsaufheller ist. Menschen, die regelmäßig Knoblauch zu sich nehmen, berichten, dass sie seltener gereizt, müde oder ängstlich sind. Wir empfehlen darum, täglich eine Pille mit Konzentrat zu sich zu nehmen, das etwa einer frischen Zehe entspricht (Knoblauch beugt auch Herzerkrankungen sowie Krebs vor).

Pfeffer – Capsaicin, der Hauptbestandteil von Pfeffer, kann Stoffe im Gehirn freisetzen (Endorphine), die zu verbesserter Stimmung führen.

Koffein – Koffein ist ein weitverbreiteter Stimmungsaufheller, der von Millionen von Menschen benutzt wird. Studien zeigen, dass es wegen seiner komplexen Wirkungen auf verschiedene Stoffe im Gehirn tatsächlich als leichtes Antidepressivum wirken kann. Andere Untersuchungen deuten darauf hin, dass Koffein die Konzentrationsfähigkeit sowie Reaktionszeiten und Denkabläufe verbessert. Trinken Sie trotzdem nicht mehr als zwei Tassen Kaffee pro Tag. Personen mit nachweislichen Herzrhythmusstörungen, zystischer Fibrose und anderen gesundheitlichen Problemen sollten Kaffee vermeiden.

Das Gedächtnis ist für viele unserer Patienten, wenn sie älter werden, ein großes Problem. Obwohl es nichts Ungewöhnliches ist, wenn man Namen und anderes vergisst, sollten wir doch untersuchen, welche natürlichen Mittel uns Gott schenkt, um unser Gedächtnis zu stärken. Sechs verschiedene Faktoren haben sich in jüngsten Forschungen als wichtig für die Gedächtnisfunktion herauskristallisiert.

Zink – Schon ein geringer Zinkmangel kann zu Gedächtnisschwäche und allgemein verlangsamter Hirnaktivität führen. Regelmäßige Aufnahme von Getreide, Pute und Hülsenfrüchten (alle reich an Zink) können Mangelerscheinungen vorbeugen. Der Zinkanteil in den meisten Multivitaminpräparaten (15 Milligramm) reicht in der Regel aus, um das Bedürfnis zu decken.

Karotin – Eine ausreichende Versorgung ist wichtig für eine richtige Hirnfunktion. Gute Lieferanten sind dunkelgrüne Blattgemüse, Möhren und Süßkartoffeln. Eine 15-Milligramm-Kapsel pro Tag ist mehr als ausreichend (und schützt außerdem vor Krebs- und Herzerkrankungen).

Eisen – Wichtig, um die normalen Hirnfunktionen aufrechtzuerhalten. Eisen findet sich in Gemüse, magerem, rotem Fleisch und in vielen Vitaminen. Eine Überdosierung kann allerdings schädlich sein.

Riboflavin – Findet sich in Mandeln (zehn pro Tag), Getreide und Magermilch. Riboflavin hilft, die Gedächtnisfunktion zu erhalten.

Thiamin – Eine weitere wichtige Substanz für eine normale Hirnfunktion. Thiamin findet sich in Weizenkleie, Nüssen (vor allem Mandeln) und Weizenkeimen.

Tierische Fette vermeiden – Tierische Fette erhöhen nicht nur das Risiko für Herz- und die verschiedensten Krebserkrankungen, sie verändern auch die Neurotransmitter im Gehirn, die dann wieder das Gedächtnis schädigen und das Denken beeinflussen. Essen Sie höchstens einmal pro Woche mageres Rindfleisch. Und vergessen Sie nicht: Trinken Sie fettfreie oder Magermilch und essen Sie möglichst fettfreien Käse. Schränken Sie den Verzehr von Butter, Margarine und Süßigkeiten ein, und ziehen Sie bei Geflügel die Haut ab (siehe 3. Mose 3, 17; 7, 23).

Pflanzliche Präparate

Das Interesse an der so genannten „alternativen Medizin", also an Behandlungen, die von der Tradition abweichen, nimmt ständig zu. Dazu gehört unter anderem auch der Gebrauch von pflanzlichen Stoffen. Welche Kräuter sind gesund? Welche werden am häufigsten untersucht und eingesetzt? Darauf wollen wir jetzt näher eingehen. Inzwischen übernehmen auch einige Krankenkassen die Kosten für alternative Therapien, wenn sie vom Arzt verordnet werden, und es gibt sogar alternative Krankenkassen.

Bis zu 50 Prozent der zur Zeit verschriebenen Medikamente kommen aus dem Pflanzenreich. Pflanzen enthalten hochwirksame Stoffe – einige können uns helfen, andere können schaden.

Es gibt viele Kräuter, die absolut gefährlich sind. Das Problem ist jedoch, dass sehr viele der pflanzlichen Stoffe noch gar nicht ausreichend untersucht wurden. Wir wissen aber, dass zum Beispiel der Gemeine Beinwell, Huflattich und Boretsch Toxine enthalten (pyrrolicidine Alkaloide), die im Lauf der Zeit zu Leberschäden führen können.

Wir wollen nun die dreizehn meistverkauften Kräuter ansehen und uns fragen, was man über sie weiß.

Kamille – als Tee, Tinktur oder Salbe und sogar als leichtes Beruhigungsmittel benutzt. Sie scheint auch wirksam gegen Entzündungen sowie Krämpfe im Verdauungstrakt.

Echinacea – regt nachweislich das Immunsystem an und wird bei Erkältungen und grippeähnlichen Infekten angewandt. Nur begrenzt zu benutzen (höchstens acht Wochen). Tropfen sind am wirksamsten. Zwei bis drei Teelöffel werden als tägliche Dosis empfohlen.

Mutterkraut – am vielversprechendsten ist der Einsatz von Mutterkraut bei der Behandlung von Kopfschmerzen, vor allem Migräne. Es wird auch bei Arthritis und Magenschmerzen gebraucht. Nehmen Sie getrocknete Blätter (zweimal täglich 25 Milligramm) oder die Tinktur (dreimal täglich einen viertel bis einen halben Teelöffel).

Knoblauch – hat eine vielfältige Wirkung gezeigt. Er wirkt gegen Bakterien, stärkt das Immunsystem, erhöht den „guten" Cholesteringehalt (HDL) und ist äußerst wirksam gegen Krebs. Die Einnahme von Kapseln, die etwa einer frischen Zehe entsprechen, wird täglich empfohlen.

Ingwer – hilft gegen Übelkeit, Stuhl- und Verdauungsbeschwerden. Es wird auch gegen Erkältungen angewendet. Ein Gramm zerriebene Ingwerwurzel zwei- bis dreimal täglich ist empfehlenswert.

Gingko (Biloba) – hat in vielen Studien eine kreislauffördernde Wirkung gezeigt, vor allem im Gehirn, und kann darum bei kurzzeitigem Gedächtnisverlust und Kopfschmerzen helfen. Es ist auch bei Depressionen nützlich. Gingko wirkt auch als Antioxidantium. Typisch ist eine Dosierung von 40 Milligramm dreimal täglich.

Ginseng – wird empfohlen zur Steigerung der körperlichen und geistigen Leistungsfähigkeit und zur Stärkung der körpereigenen Widerstandskräfte unter Stress. Die Informationen über Ginseng sind nicht so überzeugend wie bei anderen Kräutern, und das Kraut wird oft missbräuchlich angeboten. Die Forschung ist dabei, gründlichere Untersuchungen durchzuführen.

Gelbwurzel – ein Tee, der bei Atembeschwerden und Entzündung der Nasennebenhöhlen hilft. Er dient zur Bekämpfung bakterieller und durch Parasiten verursachten Infektionen, sollte aber nicht über eine längere Zeit eingenommen werden (maximal zwei Wochen). Als Dosierung empfiehlt sich eine Tasse Tee (2 bis 4 Gramm) dreimal täglich oder die Tinktur mit eineinhalb bis drei Teelöffel pro Tag.

Mariendistel – wird in Europa vielfach bei Leberzirrhose angewendet. Der in ihr enthaltene Wirkstoff Silymarin hilft der

Leber bei Gelbsucht oder Entzündung der Leberzellen zur Zellerneuerung. Ein Extrakt (70 bis 210 Milligramm) dreimal täglich hat sich als hilfreich erwiesen.

Pfefferminze – wird eingesetzt bei Verdauungsbeschwerden, vor allem bei Blähungen. Wird normalerweise als Tee verabreicht. Für eine genaue Dosierung gibt es keine Empfehlungen.

Sägepalme – die Frucht der Sägepalme wird beim Mann häufig bei der Behandlung geschwollener Prostatadrüsen eingesetzt. Männer, die Probleme beim Wasserlassen haben, sollten selbstverständlich einen Arzt aufsuchen. Sie können es aber auch mit zweimal täglich 160 Milligramm versuchen.

Baldrian – kann als schwaches Beruhigungsmittel und bei Schlafstörungen eingesetzt werden. Kann als Tee (1 bis 2 Gramm) dreißig Minuten vor dem Schlafengehen genommen werden oder als Extrakt (ein halber bis ein ganzer Teelöffel) oder als Tablette (250 bis 500 Milligramm).

Weidenrinde – als Tee bei Kopfschmerz, Fieber, Muskelschmerzen und Arthritis. Enthält Salicyl, den Hauptbestandteil von Aspirin. Als Kraut wahrscheinlich zu schwach, um wirklich zu helfen. Eine Aspirintablette hat die bessere Wirkung.

Diese natürlichen Substanzen können alle auch nach biblischem Verständnis als Heilmittel eingesetzt werden. Wir haben in diesem Kapitel bislang vor allem ihre Rolle als Bestandteil der täglichen Ernährung behandelt, wo sie die körpereigenen Widerstandskräfte fördern. Im Folgenden wollen wir uns nun einige Merkmale dieser natürlichen Substanzen näher ansehen, die dem Körper tatsächlich helfen, von einer Reihe von Krankheiten zu genesen.

Hilfe bei Arthrose

Eine der häufigsten und schmerzhaftesten Krankheiten, die Männer wie Frauen befällt, ist die Arthrose, besonders die Gelenkarthrose. Es gibt viele Arten von Arthrose (rheumatische Arthrose, Gicht und andere). Bei der Gelenk- oder Osteoarthrose in ihrer häufigsten Form weichen die Knorpel zwischen den Gelenken auf und werden dünner, bis sie schließlich brechen und damit unbeweglich werden. Der Prozess kann bei fast allen über Vierzigjährigen durch Röntgen festgestellt werden, ist aber bei den meisten nicht schmerzhaft (obwohl fünfzehn bis zwanzig Millionen Amerikaner unter Schmerzen leiden). Zu den Symptomen gehören Schmerzen in den Gelenken, den großen Zehen, den Daumen, in der Hüfte und im Bereich der oberen und unteren Wirbelsäule sowie Steifheit, vor allem am Morgen.

Was können wir tun, um den Prozess zu verlangsamen und dafür zu sorgen, dass die Knochen nicht aufeinander reiben, wenn die Knorpel dünner werden? Es gibt verschiedene Methoden. Manche sind bekannt und bewährt; andere sind noch jung und erst durch wenige Studien belegt, doch spricht einiges für ihre Wirksamkeit.

Im Folgenden nenne ich einige der neuesten Behandlungsmethoden, mit deren Hilfe die Schmerzen offensichtlich gelindert und weitere Schwellungen sowie ein Fortschreiten der Krankheit verhindert werden können.

Glukosamin – Diese Substanz (ein Aminozucker) wird im Körper produziert, ist aber auch rezeptfrei erhältlich. Glukosamin regt die Knorpelbildung an und ist entzündungshemmend. Eine empfohlene Dosierung beträgt zum Beispiel 500 Milligramm dreimal täglich. Glukosamin ist in Apotheken erhältlich und kann unbedenklich eingenommen werden.

Chondroitinsulfat – Diese Substanz, die im Körper produziert wird (auch ein Aminozucker), hilft, das Wasser im Knorpel zurückzuhalten, und macht ihn dadurch elastischer. Außerdem bindet sie Enzyme, die knorpelzersetzend wirken. Dosierung: 1000 bis 2000 Milligramm pro Tag. Auch Chondroitinsulfat ist in Drogerien erhältlich und kann unbedenklich eingenommen werden.

Vitamin D – Eine Studie der medizinischen Fakultät in Boston hat gezeigt, dass Vitamin D das Fortschreiten von Gelenkarthrose hemmen kann, vor allem in den Knien. Das Vitamin erhält den Knorpel und beugt einem Abbau der Knochen vor. Empfohlene Dosierung: 400 Einheiten pro Tag (eine höhere Dosierung kann zu Leberschäden führen).

Bewegung – Bewegung ist Nahrung für die Gelenke. Beim Bücken oder gezielter Gymnastik werden die Nährstoffe im Knorpel angeregt. Die Bewegung sorgt dafür, dass Flüssigkeit zurück in den Knorpel fließt. Die Gelenke werden damit genährt und geschmiert. Schnelles Gehen, Wassergymnastik und Radfahren sind gute Übungen gegen Arthrose.

Körpergewicht – Das Körpergewicht ist einer der wichtigsten Bereiche, auf den man selbst Einfluss nehmen kann, denn wer zu viel Gewicht mit sich herumschleppt, der nutzt die Knorpel buchstäblich ab. Wir haben in unserer Klinik ein gezieltes Programm zur Gewichtsabnahme ausgearbeitet, und einige unserer Patienten haben mit unseren Therapien bis zu sechzig Pfund verloren.

Schmerzbehandlung – Heiße Duschen, Bäder und heiße Packungen regen die Durchblutung an und lindern die Schmerzen. Paracetamol kann helfen, Schmerzen zu lindern, sollte aber nicht täglich genommen werden, weil es in bestimmten Fällen die Nieren schädigen kann. Seien Sie auch vorsichtig mit Ibuprofen, Aspirin und Naproxen, da sie Magen und Nieren angreifen können.

Andere Methoden – Manche pflanzlichen Stoffe können bei Arthrose helfen; es gibt aber nur wenige gezielte Untersuchungen. Capsaicin (eine aus dem Pfeffer gewonnene Salbe) kann Schmerzen lindern. Ingwer (geriebene Ingwerwurzel) hilft manchen Patienten in einer Dosis von 1000 bis 1300 Milligramm pro Tag. Beide Substanzen sind in Apotheken und Drogerien erhältlich. Ein letzter Hinweis: Fragen Sie Ihren Arzt, welche Form von Arthrose Sie haben. Die obigen Empfehlungen gelten für die mehr oder weniger normalen Abnutzungserscheinungen. Rheumatische Arthritis (eine seltenere Form) ist eine Überreaktion des Immunsystems. Andere Formen von Arthrose, wie zum Beispiel die Gicht, erfordern eine völlig andere Behandlung (darum noch einmal: Fragen Sie Ihren Arzt).

Und denken Sie daran: Um das Gebet des Gerechten, das ernsthaft ist (Jak. 5, 16), beten zu können, müssen Sie wissen, unter welcher Form von Arthrose Sie leiden, damit Sie ihr auch gebieten können. Kombinieren Sie die Macht des Gebets immer mit den hier beschriebenen natürlichen Methoden, um Ihren Weg zur Genesung zu finden.

Hilfe bei Diabetes

Diabetes ist eines der großen gesundheitlichen Probleme, von dem heute rund fünfzehn Millionen Amerikaner betroffen sind, und jährlich kommen etwa fünfhunderttausend dazu. Diabetes kann das Herz, die Augen, die Nieren und die Nerven schädigen. Die gute Nachricht ist, dass es neue Methoden gibt, mit denen der Blutzucker gesenkt und die Krankheit sogar geheilt werden kann. Wie sich gezeigt hat, sind Ballaststoffe eines der wichtigsten Elemente, um den Blutzucker zu senken. So konnte bei einer ausreichenden Versorgung mit Ballaststoffen die Verabreichung von Insulin bei Patienten mit Diabetes vom Typ I um 30 bis 40 Prozent verringert werden. Bei einer anderen Studie brauchten die Patienten mit Typ-II-Diabetes nach zehn bis zwanzig Tagen gar kein Insulin mehr.

Was ist nötig, um das Diabetesrisiko zu senken und womöglich sogar umzukehren?

Wasserlösliche Ballaststoffe – zum Beispiel aus Haferkleie (eine drittel Tasse pro Tag); getrockneten Bohnen (eine halbe Tasse fünfmal pro Woche); Psyllium (ein bis drei Teelöffel täglich).

Fisch – in einer über vier Jahre durchgeführten Studie entwickelten 45 Prozent der Teilnehmer, die keinen Fisch aßen, eine Störung bei der Glukoseaufnahme gegenüber nur 25 Prozent der Fischesser. Bei den Fischessern trat nur etwa halb so oft eine Glukoseabwehrreaktion auf wie bei den Personen, die keinen Fisch aßen. Dabei reichte der Verzehr von rund 15 Gramm Fisch vier- bis fünfmal pro Woche bereits aus. Versuchen Sie Kaltwasserfische wie Kabeljau, Lachs, Makrele und Forelle zu essen.

Bewegung – von zweiundzwanzigtausend Teilnehmern einer Studie lag die Anfälligkeit für Diabetes bei denen, die fünfmal oder öfter pro Woche Gymnastik betrieben, im Vergleich zu jenen, die weniger als einmal pro Woche für Bewegung sorgten, bei nur 42 Prozent. Bei jenen, die zwei- bis viermal pro Woche Gymnastik machten, lag sie bei 38 Prozent im Vergleich zu jenen, die weniger als einmal pro Woche etwas taten; und selbst bei jenen, die nur einmal pro Woche aktiv wurden, lag sie im Vergleich noch bei 23 Prozent.

Vitamine und Mineralstoffe – bestimmte Vitamine, wie zum Beispiel die Antioxidantien (Vitamin C, E, Betakarotin und Selen), können bei Diabeteskranken die Arterien schützen. Nehmen Sie pro Tag 800 bis 1000 Mikrogramm Chrompicolinat.

Hilfe bei Herzkrankheiten

In den großen Industrieländern sterben mehr als 53 Prozent der Bevölkerung an Herzkrankheiten. Herzkrankheiten werden von Fettablagerungen in den Arterien verursacht, die sich oft schon in den Teenagerjahren zu bilden beginnen. Die Symptome reichen von Angina pectoris (Druck auf der Brust) bis zu den heftigen Schmerzen bei einem Infarkt oder Herzinsuffizienz mit Flüssigkeitsansammlungen im Körper. Die folgenden Schritte können sowohl bei bereits bestehender Herzkrankheit helfen wie auch zur Vorbeugung dienen.

Essen Sie weniger Fett – Essen Sie nicht mehr als drei bis vier Mal pro Monat Fleisch und an drei Tagen pro Woche überhaupt keines. Ernähren Sie sich an diesen Tagen von Obst und Gemüse. Essen Sie mindestens zwei- bis dreimal pro Woche Fisch, am besten Kaltwasserfisch (Lachs, Kabeljau, Hering). Verwenden Sie Raps- und Olivenöl.

Bewegung – Mindestens dreimal und höchstens sechsmal pro Woche sind zu empfehlen. Turnen Sie dreißig bis sechzig Minuten am Stück. Achten Sie darauf, dass Sie die ganze Zeit in Bewegung sind und der Herzschlag nicht abfällt. Schnelles Gehen, Radfahren, Radfahren auf dem Hometrainer, Laufen auf dem Laufband und Joggen sind gute Möglichkeiten.

Vitamine – Nehmen Sie die empfohlenen Vitamine, vor allem Vitamin E (800 Einheiten pro Tag). Vitamin E kann das LDL (das „böse" Cholesterin) daran hindern, sich an den Arterienwänden abzulagern.

Co-Enzym Q 10 – Eine Mindestdosis von 300 Milligramm pro Tag ist zu empfehlen. Bei bestimmten Arten von Herzproblemen (Herzinsuffizienz) kann auch mehr genommen werden. Fragen Sie Ihren Arzt.

Knoblauch – Nehmen Sie pro Tag eine oder zwei Kapseln Knoblauchkonzentrat. Die Dosierung in den Kapseln variiert. Die einer Knoblauchzehe entsprechende Menge verdünnt das Blut und kann das „gute" HDL-Cholesterin vermehren.

Kleie – Achten Sie darauf, dass Sie wasserlösliche Kleie, einen wichtigen Bestandteil einer gesunden Ernährung, auf Ihren täglichen Speisezettel setzen. Wir empfehlen eine drittel Tasse Haferkleie pro Tag sowie zusätzlich eine halbe Tasse Weizenkleie.

Psyllium – Nehmen Sie einen oder zwei Teelöffel pro Tag, wenn Ihr Cholesterinspiegel hoch ist.

Salzarme Ernährung – Überlegen Sie, wo Sie das Salz von Ihrem Speisezettel streichen können. Verwenden Sie bei der Zubereitung von Fertiggerichten kein weiteres Salz, und nehmen Sie bei Tisch ein „leichtes" Salz oder Salzersatz.

Reduzieren Sie Ihr Gewicht – Fangen Sie mit Hilfe der Ratschläge aus unserem Buch an, unnötige und schädliche Pfunde loszuwerden. Wiegen Sie sich einmal pro Woche, und versuchen Sie pro Woche zwei bis drei Pfund abzunehmen – nicht mehr, aber auch nicht weniger. Wenn Sie das nicht schaffen, nehmen Sie in der folgenden Woche weniger Kalorien zu sich, bis es Ihnen gelingt. Essen Sie nur ein Frühstück und ein „leichtes" Abendessen.

Aspirin – Nehmen Sie täglich eine Aspirintablette, fragen Sie aber vorher Ihren Arzt. Manche Menschen vertragen kein Aspirin.

Messen Sie Ihren Blutdruck – Es ist wichtig, dass Sie regelmäßig Ihren Blutdruck kontrollieren. Wenn Ihr Blutdruck trotz gesunder Ernährung nicht hinuntergeht, fragen Sie Ihren Arzt, ob Medikamente helfen können. Es gibt heute Tabletten, die man nur einmal am Tag nehmen muss und die eine gute Wirkung zeigen. Sie regeln den Blutdruck ohne Nebenwirkungen (ACE-Hemmer, Kalzium-Kanalblocker).

Kontrollieren Sie den Blutzucker – Lassen Sie Ihren Blutzucker prüfen. Wenn Sie hohen Blutzucker haben, gibt es einfache Wege, ihn zu senken. Siehe dazu auch den vorangegangenen Abschnitt.

Gehen Sie regelmäßig zum Checkup – Informieren Sie sich darüber, wogegen Sie zu kämpfen haben. Machen Sie einen regelmäßigen Stresstest (Belastungs-EKG), Blutuntersuchung und lassen Sie sich von Kopf bis Fuß untersuchen.

Senken Sie die Cholesterinwerte – Wenn Ihr Cholesterinspiegel trotz der obigen Empfehlungen nicht sinkt, fragen Sie Ihren Arzt nach den neuen pflanzlichen Präparaten, die das Blutfett senken und die man nur noch einmal täglich einnehmen muss. Diese Medikamente haben so gut wie keine Nebenwirkungen und können Ablagerungen abbauen. Sie sind jedoch verschreibungspflichtig. Achten Sie darauf, dass Ihre Cholesterinwerte unter 200 sinken (im Verhältnis von unter vier LDL zu einhundert HDL).

Tun Sie etwas gegen Beschwerden – Wenn Sie Schmerzen oder einen Druck auf der Brust spüren, können einige der neuen Medikamente (Kalzium-Antagonisten) helfen, die Arterienverkalkung abzubauen.

Herzinsuffizienz – Hier sind die neuen ACE-Hemmer sehr wichtig. Wenn Sie an Herzinsuffizienz leiden, sollten Sie auf jeden Fall Ihren Salzkonsum auf drei Gramm pro Tag und auch die Flüssigkeitszufuhr einschränken. Nehmen Sie bis zu 100 Milligramm Co-Enzym Q 10. Unter Umständen empfiehlt sich auch die Einnahme anderer Medikamente wie zum Beispiel Lanoxin.

Arterienverkalkung

Es gibt neun Ernährungsfaktoren, die das Risiko einer Arterienverkalkung verringern (einer Krankheit, die zu Schlaganfall oder Herzinfarkt führen kann):

1. *Essen Sie mehr komplexe Kohlenhydrate,* indem Sie mehr Obst, Getreide und Gemüse zu sich nehmen.
2. *Achten Sie darauf, dass Sie vor allem mehrfach ungesättigte Fette zu sich nehmen,* darunter Oliven- und Rapsöl, die den Cholesterinspiegel sogar senken können.
3. *Essen Sie mehr Ballaststoffe* (vor allem Haferkleie).
4. *Trinken Sie möglichst wenig Alkohol* – viel Alkohol erhöht den Blutdruck und damit das Risiko eines Schlaganfalls.
5. *Schränken Sie den Koffeinkonsum auf zwei Tassen normalen Kaffee pro Tag ein.* Bedenken Sie, dass Coffein den Cholesterinspiegel erhöhen und zu Herzbeschwerden führen kann.
6. *Essen Sie möglichst wenig Salz* – es kann den Blutdruck erhöhen.
7. *Reduzieren Sie den Cholesterinspiegel,* indem Sie weniger Eigelb, Käse und fettes Fleisch zu sich nehmen.
8. *Verringern Sie den Anteil gesättigter Fette in Ihrer Nahrung* – essen Sie weniger Butter, Sahne und Vollmilch (nehmen Sie stattdessen Magermilch), Schokolade, Gebäck, Kokos- und Palmöl.
9. *Vermeiden Sie überflüssige Kalorien* – passen Sie die Kalorienzufuhr Ihrer Tätigkeit an.

Kampf dem Krebs

Das amerikanische Krebsinstitut wie auch zahlreiche andere Forschungszentren stecken mitten in großen Forschungsprojekten über pflanzliche Wirkstoffe (Phytochemikalien), die den Auswirkungen von Krebs im Körper vorbeugen oder sie sogar umkehren können. Interessanterweise hatte Gott schon vor dreieinhalb Jahrtausenden etwas zu unserer Ernährung zu sagen. Er hielt die Frage der Ernährung für so wichtig, dass er bereits im ersten Kapitel der Bibel nach der Erschaffung der Welt, der Tiere und des Menschen drei ganze Verse der Ernährung widmet. Etwa jeder fünfte

Mensch wird an Krebs sterben (etwa eineinhalbtausend Menschen pro Tag), gewisse Schätzungen weisen jedoch darauf hin, dass 50 bis 60 Prozent aller Krebserkrankungen bei besserer Ernährung vermieden werden könnten.

Zehn Nahrungsmittel gegen den Krebs

Die Forschung entdeckt immer mehr Antikrebswirkstoffe in unserer Nahrung. Manche hindern eine Zelle daran, bösartig zu werden, während andere die Blutzufuhr zu den Krebszellen blockieren. Es gibt zehn verschiedene Klassen von Nahrungsmitteln, die besonders viel versprechend erscheinen. Die folgende Liste gibt einen kurzen Überblick.

Sojabohnen – Sojabohnen enthalten Genistein, das die Versorgung der Krebszellen mit Blut verhindern kann. Es kann vor allem bei Brust- und Eileiterkrebs hilfreich sein, da es bestimmte Östrogenrezeptoren blockiert. Als Nahrungsmittel sind Tofu, Sojamehl und Miso zu erwähnen. Erdnüsse, Mungobohnen und Alfalfasprossen enthalten geringere Mengen derselben Substanz. Sojabohnen enthalten außerdem starke Antikrebsverbindungen (Proteasehemmer, Saponine), die das Immunsystem stärken.

Chilipfeffer – Ein im Pfeffer vorhandener Wirkstoff, das Capsaicin, kann gewisse krebserregende Substanzen (Nitrosamine) neutralisieren und damit den Ausbruch bestimmter Krebsarten wie zum Beispiel Magenkrebs verhindern.

Zwiebeln und Knoblauch – Beide enthalten Alliinverbindungen (Diallylsulfide), welche die Aktivität der Immunzellen anregen, die den Krebs bekämpfen und direkt dazu beitragen, krebserregende Substanzen zu zerstören. Schnittlauch enthält denselben Wirkstoff. In ihm werden mehr als dreißig Antikrebsverbindungen gefunden. Knoblauch kann Krebs zum Beispiel nicht nur vorbeugen, sondern auch direkt bekämpfen (Ajoene-Substanzen) und die körpereigenen Abwehrkräfte aktivieren. Versuchen Sie es mit Knoblauchextrakt

(Kapseln); nehmen Sie die einer Zehe entsprechende Menge. Essen Sie häufig Zwiebeln.

Weintrauben – Trauben enthalten Ellagsäure. Diese Verbindung blockiert Enzyme, die die Krebszellen für ihr Wachstum brauchen, und verlangsamt so das Tumorwachstum. Trauben enthalten darüber hinaus Verbindungen, welche Blutgerinnseln vorbeugen. Ein weiterer Wirkstoff in der Schale der Traube (Resveratrol) verhindert die Ablagerung von Cholesterin in den Arterien.

Zitrusfrüchte – Zitrusfrüchte enthalten Limonin, das die krebstötenden Immunzellen aktiviert (T-Lymphozyten und andere). Es isoliert auch krebserregende Substanzen. Vor allem Orangen haben eine starke Antikrebswirkung gezeigt. In Zitrusfrüchten finden sich um die sechzig Antikrebswirkstoffe. Auch Limetten und Sellerie gehören in diese Kategorie, sind allerdings nicht ganz so wirksam.

Süßholzwurzel – Glycyrrhizin blockiert eine Testosteronverbindung und kann damit das Wachstum von Prostatakrebs hemmen. Die Substanz findet sich in der Süßholzwurzel (nicht in Lakritz). Vorsicht: Eine Überdosierung kann zu erhöhtem Blutdruck führen.

Tomaten – Tomaten enthalten Lycopen, eine Antikrebssubstanz, von der Forscher vermuten, dass sie noch stärker ist als Betakarotin. Lycopen findet sich auch in Wassermelonen, Möhren und roten Paprika. Auch Vitamin C, ein Antioxidant, das Zellschäden, die zu Krebs führen können, verhindert, ist in Tomaten enthalten.

Tee (kein Kräutertee) – Tee enthält gewisse Antioxidantien, die als Polyphenole (Catechine) bekannt sind und die Teilung der Krebszellen verhindern. Am besten ist grüner Tee, gefolgt von dem üblichen Schwarztee (Kräutertees enthalten diese Wirkstoffe nicht). Trinken Sie zwei bis drei Tassen täglich.

Brokkoli und Kohl – Diese Gemüse aus der Familie der Kreuzblütler enthalten vielfältige krebsbekämpfende Wirkstoffe (zum Beispiel Indol). Indol kann das Östrogen beeinflussen und in eine gutartige Form verwandeln, die die Bildung anormaler Brustkrebszellen verhindert. Auch Rosenkohl und Blumenkohl gehören in diese Kategorie.

Grüne Gemüse allgemein – je dunkler sie sind, desto mehr krebsbekämpfende Substanzen wie zum Beispiel Lutein, Betakarotin und Carotinoide enthalten sie. Spinat und Blattsalat (vor allem der dunklere Römersalat) sind gute Lieferanten.

Das Krebsrisiko vermindern

Dreizehn wesentliche Faktoren in der Ernährung sind es, die das Krebsrisiko beeinflussen können. Lesen Sie sich die folgende Liste aufmerksam durch und versuchen Sie sich an die Anweisungen zu halten, um dem Entstehen von Krebs in Ihrem eigenen Körper vorzubeugen.

- Essen Sie mehr Nahrungsmittel mit einem hohen Gehalt an Vitamin A.
- Essen Sie jeden Tag Gemüse aus der Familie der Kreuzblütler.
- Setzen Sie Nahrungsmittel mit einem hohen Vitamin-C-Gehalt auf Ihren Speisezettel.
- Nehmen Sie täglich ausreichend Ballaststoffe zu sich.
- Essen Sie Nahrungsmittel mit einem hohen Gehalt an Selen (Hähnchen, Meeresfrüchte und Körner).
- Essen Sie Nahrungsmittel mit viel Vitamin E (Pflanzenöle, Getreide, grünes Blattgemüse).
- Schränken Sie den Kaffeegenuss ein. Kaffee kann das Entstehen bestimmter Krebsarten fördern (Blasenkrebs, Bauchspeicheldrüsenkrebs).
- Schränken Sie den Verbrauch von Süßstoff ein, vor allem von Saccharin, weil die Wirkung nicht geklärt ist.

- Vermeiden Sie Gegrilltes vom Holzkohlegrill. Die Ablagerungen können das Krebsrisiko erhöhen.
- Vermeiden Sie Nahrungsmittel, die Nitrite enthalten, wie zum Beispiel Geräuchertes. Sie können das Krebsrisiko erhöhen. Schränken Sie den Verzehr von Schinken, Hotdogs, Wurst, Mettwurst, Salami, Räucherfisch und geräuchertem Fleisch ein.
- Vermeiden Sie zusätzliche Kalorien. Eine zu hohe Kalorienzufuhr kann das Risiko von Darm-, Gebärmutter- und Brustkrebs erhöhen.
- Vermeiden Sie den übermäßigen Genuss von Alkohol, der zu Leber-, Mundhöhlen-, Kehlkopf- und Speiseröhrenkrebs führen kann.
- Essen Sie weniger Fett. Fett erhöht das Risiko von Darm-, Brust- und Prostatakrebs. Essen Sie darum nur sehr wenig Fett, und vermeiden Sie Butter, Eier, Käse, Gebäck und fettiges Fleisch.

Wenn Sie Krebs haben

Wenn Sie bereits an Krebs erkrankt sind, versuchen Sie sich an die folgenden Ernährungshinweise zu halten:

Fette – Schränken Sie den Genuss von tierischen Fetten ein oder vermeiden Sie sie ganz. Vermeiden Sie Distel-, Mais- und Erdnussöl. Verwenden Sie mehr einfach ungesättigte Fette wie Oliven- und Rapsöl.

Fischöl – Omega-3-Fettsäuren in Kaltwasserfisch (Kabeljau, Makrele, Hering) können die Tumorgröße verringern. Sie können auch Fischölkapseln nehmen.

Betakarotin – Betakarotin kann nicht nur helfen, Krebs vorzubeugen, sondern ihn vermutlich auch bekämpfen. Rote und gelbe Gemüse und Früchte sind gut (Süßkartoffeln, Melone). Kapseln (30 Milligramm pro Tag) werden empfohlen.

Kohl, Brokkoli – Diese Gemüse sind sehr wirksam im Kampf gegen Krebs, vor allem gegen Brustkrebs. Essen Sie mehrere Portionen pro Tag.

Joghurt – Fettfreier Joghurt kann dem Körper helfen, die krebsbekämpfenden Substanzen zu vermehren. Essen Sie pro Tag 200 bis 250 Gramm.

Süßholz – Wie wir bereits gesehen haben, wird die Süßholzwurzel nach krebsbekämpfenden Eigenschaften untersucht. Eine empfohlene Dosis ist noch nicht bekannt. Aus der zerriebenen Wurzel lässt sich Tee zubereiten.

Zur Vorbeugung gegen Prostatakrebs

Der Verzicht auf Nahrungsmittel mit gesättigten Fetten bietet auch Schutz vor Prostatakrebs. Prostatakrebs ist die Krebserkrankung, von der nichtrauchende Männer heute am häufigsten befallen werden. Mehr als eine Viertelmillion Männer sind in den USA jährlich davon betroffen, über vierzigtausend Männer pro Jahr sterben daran. Der neue Bluttest (PSA-Test) sollte bei allen Männern über fünfzig Jahren durchgeführt werden sowie bei Männern unter fünfzig, in deren Familie Fälle von Prostatakrebs bekannt sind.

Jeder Mann sollte die folgenden acht Schritte befolgen, um den Ausbruch von Prostatakrebs zu verhindern oder ihn zu heilen, wenn er sich die Krankheit bereits zugezogen hat:

1. *Die Aufnahme gesättigter Fette vermindern.* Essen Sie nicht öfter als drei- oder viermal im Monat mageres Rindfleisch. Vermeiden Sie Käse, und wechseln Sie zu Magermilch. Rotes Fleisch bedeutet auch vermindertes Risiko. Vermeiden Sie Mayonnaise, rahmhaltige Salatsaucen und Butter wegen der Fettsäuren (Alpha-Linolsäure). Verwenden Sie stattdessen Oliven- und Rapsöl.

2. *Antioxidantien.* Nehmen Sie ausreichend Vitamin C, E und Betakarotin aus gelben, roten, und dunkelgrünen Früchten und Gemüsen zu sich. Mandeln (etwa 10 Stück pro Tag) versorgen Sie mit Vitamin E. Ergänzen Sie mit: Vitamin C (100 mg zweimal täglich), Vitamin E (800 I.E. pro Tag); Betakarotin (30 mg, 50 000 I.E. pro Tag).

3. *Kalzium.* Kalzium kann die Tumorbildung und die Ansammlung von Fettsäuren, die die Tumorbildung bewirken (Alpha-Linolsäure), vermindern. Nehmen Sie Kalzium aus fettfreiem Joghurt, fettfreiem Hüttenkäse oder Magermilch zu sich. Reichern Sie Ihre Ernährung mit 1000 Milligramm Kalzium pro Tag an.

4. *Knoblauch.* Je mehr Knoblauch ein Mensch zu sich nimmt, desto geringer ist die Krebsanfälligkeit. Knoblauch kann das Tumorwachstum erheblich vermindern, Krebszellen abtöten und Tumore zum Schrumpfen bringen. Benutzen Sie eine Knoblauchpresse oder nehmen Sie pro Tag Knoblauchpillen zu sich, die etwa einer Knolle entsprechen. Nehmen Sie die Pillen regelmäßig.

5. *Vitamin D.* Hohe Vitamin-D-Werte können Prostatakrebs vorbeugen. Bei Männern in warmen Ländern ist die Prostatakrebsrate niedriger. Das Sonnenlicht hilft der Haut, Vitamin D zu produzieren. Vermeiden Sie jedoch eine übermäßige Sonnenbestrahlung. Gute Vitamin-D-Lieferanten sind Magermilch und Fisch. Seien Sie jedoch vorsichtig, was Nahrungsergänzungen angeht. Eine Dosis von 200 internationalen Einheiten pro Tag kann bereits schädlich sein. Beziehen Sie Vitamin D darum vor allem aus Nahrungsmitteln.

6. *Tee.* Gewisse Verbindungen im grünen Tee können das Tumorwachstum hemmen. Trinken Sie zwei Tassen täglich. Grüntee wird inzwischen von fast allen Teeproduzenten angeboten.

7. *Soja*. Sojaprodukte können die Ausbreitung von Krebs verhindern und im Frühstadium sogar das Wachstum aufhalten. Tofu und Sojaburger sind zwei Möglichkeiten, diesen Schutz zu erzielen.

8. *Kumin*. Das Gewürz kann der Entwicklung von Prostatakrebs vorbeugen. Es kann an Gemüse oder andere Gerichte gegeben werden.

Nahrungsmittel, die Schutz bieten

H = hoch
M = mittel

	Wie oft	Ballast-stoffe	Kreuz-blütler	Vitamin C	Beta-karotin	Kalzium	Omega-3	Selen
Milch	täglich					H		
Fettfreier Joghurt	täglich					H		
Vollkornbrot	täglich	H						H
Hafer- oder Weizenkleie	täglich	H						
Brokkoli	1x pro Woche	M	H	H	H	H		
Rosenkohl	1x pro Woche	M	H	H				
Kohl	1x pro Woche	M	H	H		M		M
Melone	1x pro Woche			M	M			
Möhren	1x pro Woche	H			H			M
Tomaten	1x pro Woche			M	M			
Gartenkresse	1x pro Woche	H		H	H	M		
Hülsenfrüchte (Bohnen, Erbsen)	1x pro Woche	H				M		
Süßkartoffeln	alle 7-10 Tage	M		M				
Spinat	1x pro Woche			M				
Erdbeeren	1x pro Woche	M		H				
mageres Rindfleisch	1-2x pro Woche							H
Lachs, Kabeljau (frisch)	1x pro Woche						M	M
Lachs (Dose)	1x pro Woche					M	M	M
Thunfisch (Dose)	1x pro Woche						M	M

Pflanzliche Inhaltsstoffe und ihr Nutzen

Pflanzen	Wirkstoffe	gesundheitlicher Nutzen
Algen	verschiedene	zur Blutentgiftung, regen die Produktion der körpereigenen Antioxidantien an, Superoxiddismutase
Blumenkohl	verschiedene	brustkrebshemmend
Brokkoli, Grünkohl, Meerrettich	Sulforaphan	krebshemmend
Gingko Biloba-Blätter	Flavone	kreislauffördernd, verringert die Neigung zu Blutgerinnseln; lindert Kopfschmerz, Ohrgeräusche, Depressionen und Impotenz
Grüner Tee	EGCG	Antioxidantium, krebshemmend, senkt die Cholesterinwerte, zur Vorbeugung gegen Herzprobleme, Schlaganfall und Infektionen
Ingwer	Gingerol	arthroselindernd, hemmt das Wachstum von Magenkrebs, hilft bei Hautverletzungen, Antioxidantium
Knoblauch und Zwiebeln	Allicin	löst Blutgerinnsel auf, blutdrucksenkend, normalisiert hohe Cholesterinwerte und unregelmäßigen Herzschlag, hemmt das Wachstum von Lungen- und anderen Tumoren
Kohl	Isothlocyanat	hemmt das Wachstum von Lungen- und anderen Tumoren
Kurkuma	Kurkumin	Linderung bei Arthrose
Paprika	Canthaxanthin	Antioxidantium
Rosmarin	Rosmarinsäure	zur Vorbeugung und Linderung von Herzproblemen
Tomaten	Lycopen	hemmt Entstehung und Wachstum von Prostatakrebs
Weißdornpflanzen	Flavonoide	cholesterinsenkend, allergiehemmend
Zitruspflanzen	Quercetin	gegen Allergien und Herzprobleme
verschiedene Pflanzen	Cumarinsäure	gerinnungshemmend
fast alle Pflanzen	Chlorophyll	zur Blutentgiftung, hilft bei wundgelegenen Stellen, zur Vorbeugung

Kapitel 7

Die letzte Therapie – der Tod und was danach kommt

von Linda Cherry

Eine vierundachtzigjährige Frau mit zahlreichen körperlichen Beschwerden schrieb mir kürzlich von ihrem
Schmerz über den Verlust ihres Mannes, von dem Kummer,
mit dem sie jeden Tag zu kämpfen, und welche Leiden ihr
alter Körper auszuhalten habe. Am Schluss ihres Briefes
hieß es: „Ich kann nicht mehr rausgehen. Ich sitze nur noch
im Rollstuhl. Ich bin eins siebzig groß und wiege nur noch
hundert Pfund. Ich klammere mich an den Herrn. Ich warte
darauf, dass er mich zu sich holt. Ich bereite mich darauf vor,
denn ich möchte bald heimgehen.“

In diesem Buch ging es vor allem darum, was Sie tun können, um gesund zu bleiben. Sie sollen für Ihren Körper sorgen, damit Sie den Missionsbefehl befolgen können: „Gehet
hin in alle Welt und predigt das Evangelium aller Kreatur"
(Mark. 16, 15). Wir sagen den Menschen, die zu uns kommen, dass Jesus der Arzt ist. Er ist der Befreier. Er weiß, was
Sie brauchen. Dennoch müssen wir alle uns auf den Augenblick vorbereiten, an dem Gott die letzte Therapie einleitet –
wenn unser Körper stirbt und unser Geist befreit wird, um
das ewige Heil zu empfangen und Gott zu begegnen – im
Himmel, wo wir ewig leben werden.

Wir alle wollen den Augenblick des Todes so weit wie
möglich hinausschieben. Wir wollen so lange wie möglich
gesund bleiben und Gottes Anweisungen folgen und darauf
vertrauen, dass er darüber hinaus in uns wirkt, was wir auf
natürliche Weise nicht schaffen. Das letzte Ziel unseres Lebens aber – der Grund, warum Jesus möchte, dass wir ihm

unser Herz geben und seine Kinder werden – besteht darin, dass wir uns auf unsere ewige Heimat vorbereiten.

Hier ist nicht unsere Heimat. Wir sind nur auf der Durchreise. Das elfte Kapitel des Hebräerbriefs berichtet von den „Glaubenshelden", die bereits in ihrer ewigen Heimat angelangt sind:

- Diese alle sind gestorben im Glauben und haben das Verheißene nicht erlangt, sondern es nur von ferne gesehen und gegrüßt und haben bekannt, daß sie Gäste und Fremdlinge auf Erden sind. Wenn sie aber solches sagen, geben sie zu verstehen, daß sie ein Vaterland suchen. Und wenn sie das Land gemeint hätten, von dem sie ausgezogen waren, hätten sie ja Zeit gehabt, wieder umzukehren. Nun aber sehnen sie sich nach einem besseren Vaterland, nämlich dem himmlischen. Darum schämt sich Gott ihrer nicht, ihr Gott zu heißen; denn er hat ihnen eine Stadt gebaut. Hebräer 11, 13-16

Wie diese biblischen Helden haben auch wir hier auf der Erde einen Auftrag Gottes zu erfüllen. Wir haben die großartige Möglichkeit erhalten, in einer persönlichen Beziehung mit Gott zu leben, in der Gemeinschaft mit ihm, und wir dürfen ihn täglich loben. Wir können mit ihm gehen und seine Nähe spüren. Aber einmal werden wir ihm von Angesicht zu Angesicht gegenüberstehen. Unser Leib wird zwar sterben, aber wir erleiden keinen geistlichen Tod – wir werden auf ewig mit Gott leben.

Wenn ich Briefe wie den eingangs erwähnten von der vierundachtzigjährigen Witwe lese, dann bin ich traurig, weil ich daraus spüre, wie sehr die Menschen leiden, die einen geliebten Menschen nicht loslassen können, der schon zum Herrn gegangen ist. Obwohl sie wissen, dass er beim Herrn ist, kämpfen sie jahrelang darum loszulassen.

Ich hatte kürzlich mit demselben Problem zu kämpfen. Ich habe meinen Vater verloren, und Gott hat mir dadurch vieles gezeigt, was ich nun gebrauchen kann, um anderen zu helfen, mit ihrem Verlust so umzugehen, wie es Gott gefällt – nämlich den Tod als die letzte Therapie für einen Menschen anzusehen und sich darüber zu freuen, dass ein geliebter Mensch aus dem Gefängnis seines irdischen Leibes erlöst wurde, weil er nicht mehr „in der Fülle" leben konnte. Der Herr war mir gnädig und hat mir eine persönliche Begegnung mit dem Tod geschenkt, damit ich Ihnen helfen kann, mit Ihrem Verlust fertig zu werden.

Ich habe noch nie einen so nahe stehenden Menschen verloren wie meinen Vater. Man hatte bei ihm einen Hirntumor festgestellt, und nur fünf Monate später ging er heim. Diese fünf Monate aber waren eine unglaubliche Zeit. Ich hatte mit meinem Vater viele Gespräche über Gott. Wir erzählten uns vom Herrn. Wir bestätigten uns gegenseitig, dass Jesus unser Herr und Heiland ist und dass wir wissen, dass wir uns im Himmel wieder sehen werden.

Nicht der endgültige Abschied von meinem Vater war das Schwerste – sondern die Schmerzen, die er aushalten musste, ehe die letzte Heilung eintrat. Ich weiß nicht, warum er so lange leiden musste. Vielleicht wollte Gott uns allen die Möglichkeit geben, uns wirklich mit der Tatsache auseinander zu setzen, dass mein Vater uns verlassen würde. Vielleicht waren da einige, die sich fragen sollten: „Was wird einmal mit mir passieren, wenn ich sterbe?" Aber wir werden das, solange wir hier auf der Erde sind, nie genau wissen. Es ist eine der Fragen, auf die ich keine Antwort erhalten werde, bevor ich selbst in den Himmel komme und Gott gegenüberstehe. Ich habe es aber gelernt, mich in solchen Fragen an 5. Mose 29, 29 zu halten:

- Was verborgen ist, ist des Herrn, unseres Gottes; was aber offenbart ist, das gilt uns und unseren Kindern ewiglich, daß wir tun sollen alle Worte dieses Gesetzes.

Eine Sache, „die mir offenbart wurde", ist jedoch folgende: Ich habe jetzt einen Schatz im Himmel. Mein Vater ist im Himmel. Ich habe andere Freunde, die bereits heimgegangen sind, und ich freue mich darauf, sie eines Tages wieder zu sehen. Aber der Himmel ist für mich nun viel realer geworden. Er ist ein Ort, wo jemand ist, den ich sehr lieb hatte – und dieses Wissen hat mir eine ganz neue Sichtweise geschenkt.

In 1. Thessalonicher 4, 13-18 heißt es:

- Wir wollen euch aber, liebe Brüder, nicht im Ungewissen lassen über die, die entschlafen sind, damit ihr nicht traurig seid wie die andern, die keine Hoffnung haben. Denn wenn wir glauben, daß Jesus gestorben und auferstanden ist, so wird Gott auch die, die entschlafen sind, durch Jesus mit ihm einherführen. Denn das sagen wir euch mit einem Wort des Herrn, daß wir, die wir leben und übrigbleiben bis zur Ankunft des Herrn, denen nicht zuvorkommen werden, die entschlafen sind. Denn er selbst, der Herr, wird, wenn der Befehl ertönt, wenn die Stimme des Erzengels und die Posaune Gottes erschallen, herabkommen vom Himmel, und zuerst werden die Toten, die in Christus gestorben sind, auferstehen. Danach werden wir, die wir leben und übrigbleiben, zugleich mit ihm entrückt werden auf den Wolken in die Luft, dem Herrn entgegen; und so werden wir bei dem Herrn sein allezeit. So tröstet euch mit diesen Worten untereinander.

Die Christen, die bereits gestorben sind, sind Gott so wertvoll, dass sie als Erste auferstehen werden, wenn Jesus wiederkommt. Was für ein tröstlicher Gedanke für alle, die um einen geliebten Menschen trauern. Als wir die Vorbereitungen für die Beerdigung meines Vaters trafen, musste ich daran denken, wie sehr uns die Trauer doch in den Griff bekommen kann, wenn wir nicht sie in den Griff bekommen. Wir sollten uns mit diesen Worten aus 1. Thessalonicher 4 gegenseitig trösten. Wir müssen nicht jammern und klagen, wie die Welt es tut. In der Liebe Gottes haben wir eine Hoffnung und Gewissheit, die uns stark macht.

In den Tagen vor Vaters Tod habe ich mich mit ihm über alle möglichen Dinge unterhalten. Oft, wenn ich bei ihm saß, flüsterte er leise: „Ich möchte heimgehen." Wir sprachen über den Himmel, unser ewiges Vaterland, und wie es dort wohl sein würde. Ein Bruder meines Vaters war als Baby gestorben, und Dad freute sich darauf, ihm zu begegnen. Der kleine Bruder hatte damals so viel Freude und Liebe in die Familie gebracht. „Ich freue mich darauf, ihn zu sehen", sagte mein Vater. „Ich freue mich auf Teddy Dale" (so hatte er geheißen).

„Dad, du wirst ihn sehen", erwiderte ich dann, und auf sein Gesicht trat ein Lächeln.

Es war schlimm, die Auswirkungen des Hirntumors mit ansehen zu müssen. Dad hatte immer einen scharfen Verstand gehabt. Er hatte einen Universitätsabschluss, war Steuerberater und konnte sehr logisch und vernünftig denken. Aber nach und nach verlor er die Fähigkeit, sich zu konzentrieren oder seine Gedanken klar zu formulieren. Einer der letzten vernünftigen Sätze, die er zu mir sagte, als ich einmal an seinem Bett kniete, lautete: „Linda, ich bin müde, und ich möchte heimgehen. Aber ich weiß nicht, wie ich dorthin komme."

„Nun, Dad", erwiderte ich. „Wie bekommen wir, was wir uns wünschen?"

Sein geistlicher Mensch kannte die Antwort, aber er konnte die Worte nicht hervorbringen. Er sah mich an und sagte: „Ich weiß es nicht."

Er wusste es, aber er konnte es nicht sagen, deshalb sagte ich: „Komm, Dad, lass uns darüber beten." Und so beteten wir. Wenn ein Christ, der an einer schrecklichen Krankheit leidet, nicht mehr leben und noch weiter leiden will, dann äußert er oft den Wunsch, heimgehen zu können. Sein Vater ruft ihn an den Ort, an dem es kein Leid, keine Soge und keine Tränen mehr gibt.

So kniete ich neben dem Bett meines Vaters und betete: „Vater, im Namen Jesu bitte ich dich, dass du meinen Vater heim holst. Er wünscht es sich von ganzem Herzen. Er möchte dich sehen, Vater. Du hast gesagt, dass du uns gibst, was unser Herz wünscht, deshalb bitte ich dich, dass du ihn holst und ihm diesen Wunsch erfüllst. Wir danken dir dafür. In Jesu Namen, Amen." Dann sagte ich: „Daddy, war es das, was du wolltest?" Er nickte zustimmend mit dem Kopf, lächelte und schlief ein.

Er fiel in ein Halbkoma und dann ins Koma. Ich möchte Ihnen gern etwas sagen von Menschen, die im Koma liegen und sich auf die Ewigkeit vorbereiten. Es gibt Bücher mit Berichten von Menschen, die im Koma lagen und bei denen man die Hoffnung schon aufgegeben hatte, die dann aber wieder zu sich kamen. Viele haben erzählt, dass sie die Gespräche, die in ihrem Zimmer geführt wurden, verstehen konnten. Oft konnten sie wiederholen, was sie gehört hatten. Manche berichteten: „Ich habe gehört, wie ihr meine Beerdigung vorbereitet habt." Aber ist das nicht ein schrecklicher Gedanke?! Zu wissen, dass ein Mensch, den wir lieben und der vor uns im Koma liegt, mit anhören muss, wie wir die Einzelheiten seiner Beerdigung besprechen?

Es ist wichtig, dass wir uns bewusst machen, dass der Geist eines Menschen, der nicht mehr reden kann und dessen Verstand nicht mehr so funktioniert, wie er sollte, noch immer lebendig ist. Als Gläubige können wir zu seinem geistlichen Menschen sprechen. Wir haben da einen ganz großen Vorteil. Das machte der Herr mir bewusst, als ich meinen Vater besuchte. Obwohl er mir nicht antworten konnte, durfte ich mit seinem geistlichen Ich reden.

Ich versuchte, soweit es mir möglich war, jeden Tag zu meinem Vater zu gehen. Ich kniete neben seinem Bett, damit ich ihm ins Ohr flüstern konnte, und sagte ihm, wie sehr Jesus ihn lieb hatte. „Daddy, du wirst bald heimgehen", sagte ich. „Jesus wartet schon auf dich ... Er hat die Arme ausgestreckt, um dich zu begrüßen. Daddy, Jesus wird dich in die Arme nehmen und an sich drücken und dir sagen, wie sehr er dich liebt. Du wirst keine Schmerzen mehr haben."

Manchmal sagte ich auch: „Daddy, Jesus hat Jack sehr lieb" (Vater hieß Jack). „Er wartet auf dich. Du bist schon fast zu Hause, Dad. Bald kommen die Engel. Sie bereiten den Weg für dich vor. Sie werden kommen und dir zeigen, wie du dorthin kommen kannst." Ich nutzte diese Gelegenheiten, weil ich wusste, dass er mich hören konnte.

Vater hatte schon mit den Menschen, die ihm wichtig waren, seinen Frieden gemacht – mit seinen Geschwistern, mit meinem Bruder und meiner Schwester und mir. Er hatte jedem von uns gesagt, was ihm wichtig war. Er hatte uns gesagt, wie lieb er uns hatte, wie stolz er auf uns war. Gott hatte es gut mit uns gemeint, dass wir das von dem Mann, den auch wir so gern hatten, hören, dass wir das erleben und auch ihm sagen durften, wie lieb er uns war. Diese Liebe wird immer Bestand haben, bis wir Vater im Himmel wieder sehen werden.

Gott ist es, der alle Dinge lenkt – das wurde mir während jener letzten Tage mit meinem Vater so wichtig. Vor allem wollte ich bei ihm sein, wenn er diese Erde verlassen und in die ewige Heimat hinüberwechseln würde. Ich hatte Gott gebeten, es mir zu zeigen, wenn für Vater der Augenblick kam. Ich weiß, dass das eine ziemlich kühne Bitte war, und betete: „Vater, Jesus weiß nicht einmal, wann er auf diese Erde zurückkommen wird, aber du weißt es. Und ich weiß, dass du und auch Jesus wissen, wann mein Vater zu euch kommen soll. Darum bitte ich dich, dass du auch mir den Moment zeigst. Ich weiß, dass es für ihn bald an der Zeit sein wird, aber bitte, zeig du mir, wenn der Augenblick kommt. In Jesu Namen. Amen."

In den Wochen vor seinem Tod war ich nicht ins Büro gegangen und hatte auch nicht mehr als Krankenschwester gearbeitet. Aber an dem Montag, an dem Vater dann starb, musste ich arbeiten. Ich hatte bereits nach ein paar Patienten gesehen, als ich plötzlich zu meinem Mann und der Oberschwester aufsah und sagte: „Ich muss gehen. Ich muss sofort gehen."

Ich hatte das ganz starke Gefühl, dass ich alles stehen und liegen lassen und zum Haus meiner Eltern gehen sollte. (Vater hatte gern zu Hause sterben wollen, und dank einer wundervollen Hauspflege und vielen gläubigen Krankenschwestern, die nach ihm sahen, war das möglich geworden.) Als ich an sein Bett trat, stellte ich fest, dass sein Atem sich verändert hatte. Sofort rief ich meine Schwester an. Ich war noch am Telefon, als ich merkte, wie er tief Luft holte, und legte schnell auf und trat zu ihm. Mutter saß im Sessel und sprach mit der Schwester. Ich rief sie herbei, und wir standen beide an seinem Bett. „Nimm seine Hand", sagte ich und griff selbst nach der anderen. Im nächsten Moment hörte Vater zu atmen auf und verließ diese Welt.

Ich blieb bei ihm sitzen, seine Hand in der meinen. Wenn ich früher versucht hatte, mich in Gedanken auf diesen Moment vorzubereiten, dann hatte ich gedacht, ich müsste nun zusammenbrechen – jammern und klagen und einfach in Tränen ausbrechen. Aber es war ganz anders. Ich saß einfach da und dachte: *Hier sitze ich und halte Daddys Hand. Aber sein Leib ist nur ein irdenes Gefäß, das seinen Geist beherbergte, solange er auf dieser Erde war. Jetzt ist er schon in der Herrlichkeit.* Ich musste beinah lächeln und ein Lachen zurückhalten, weil ich mich so darüber freute, dass er nun keine Schmerzen mehr erdulden musste. Das Leiden war vorüber. Ich wusste, dass Vater jetzt in der Herrlichkeit war und vor Jesus stand. Es war ein erhebender Augenblick!

Als dann die Familie kam und wir die Vorbereitung für die Beerdigung trafen, musste ich immer wieder an die Dinge denken, die ich Daddy kurz vor seinem Tod gesagt hatte ... ehe sein Atem sich veränderte. Ich hatte gespürt, dass der Moment ganz nahe war, und mich zu seinem Ohr hinab gebeugt wie all die Tage vorher und gesagt: „Daddy, du bist fast zu Hause ... du bist schon fast da! Die Engel kommen. Bald bist du sicher."

Vater hatte schon lange nicht mehr auf irgendetwas reagiert, was ich zu ihm gesagt hatte, aber nun streckte er plötzlich seine rechte Hand aus. Und mir war klar, er reckte sich Gott entgegen, damit er ihn zu sich in den Himmel zog, denn kurz darauf ging er heim. Es war ein ausgesprochen schöner Augenblick.

Gott zeigte mir auch noch einige Dinge, die mir dann halfen, die Beerdigung gut zu überstehen. Kurz vor der Bestattung nahm ich aus irgendeinem Grund ein Lexikon in die Hand und schlug das Wort *Friedhof* auf. Ich habe Friedhöfe, ehrlich gesagt, nie besonders gemocht, weil dort nur Tote sind. Aber als ich dann das englische Wort für Friedhof aufschlug, las ich, dass es aus dem Griechischen kommt und so viel bedeutet wie „ein Schlafzimmer", „eine Ruhestätte zum Schlafen". Wer sich auf Friedhöfen ein wenig auskennt, der weiß, dass die Menschen in der Regel mit dem Gesicht nach Osten beerdigt werden – Gläubige genauso wie Ungläubige. Ich musste daran denken, dass, wenn Jesus wiederkommt, die Toten in Christus zuerst auferstehen werden. Sie werden sich aus dem Schlaf erheben, in dem sie auf diesen Tag gewartet haben.

Ein anderes Wort, das mich immer gestört hatte, war das Wort *Sarg*. Ich hasse dieses Wort und habe es schon immer gehasst. Nun sah ich auch diesen Begriff im Wörterbuch nach. Dort stand als Erklärung: „Eine kleine Truhe oder Kiste, meist verziert und mit Stoff ausgeschlagen; ein rechteckiger Kasten oder eine Truhe, in der ein Leichnam bestattet wird".

Ich begann über die Erklärung nachzudenken – und mochte das Wort immer noch nicht. Aber plötzlich zeigte der Herr mir, dass diese Truhe ja eine Schatztruhe ist, in der tatsächlich ein wertvoller Schatz liegt und bis zur Entrückung schläft. Gott sagt in seinem Wort, dass ihm dieser Schatz so wichtig ist, dass die Toten als Erste auferstehen werden, um ihm in den Wolken zu begegnen. Erst danach werden auch wir ihm entgegen gehen.

All diese Dinge halfen mir, die Beerdigung meines Vaters voller Freude und Hoffnung zu erleben. Gott hat mir so viel Freude geschenkt in dem Wissen, dass Vater jetzt bei ihm in der Herrlichkeit sein darf. Und ich bete für jede und jeden von Ihnen, liebe Leser, die oder der von seinem Kummer gefangen gehalten wird. Vielleicht spüren Sie den Schmerz tagein, tagaus. Aber ich hoffe, dass das Erleben, das Gott mir beim Tod meines Vaters geschenkt hat, auch Sie trösten kann.

Ich wünsche mir, dass Sie für sich selbst erkennen, dass diese Erde nicht unsere Heimat ist. Wir sind hier nur in einem Durchgangsstadium. Beten Sie darum, dass der Herr auch zu Ihnen, wenn Sie den Lauf vollendet haben, sagen kann: „Recht so, du tüchtiger und treuer Knecht." Leben Sie in der Hoffnung darauf, dass Sie die Ewigkeit mit dem kostbaren Schatz – den geliebten Menschen – verbringen werden, die schon vor Ihnen gegangen sind. Was für ein herrlicher Tag wird das sein!

Kapitel 8

Den Lauf vollenden

Oft frage ich meine Patienten: „Wenn Gott Sie gesund macht, was wollen Sie dann für ihn tun? Was haben Sie vor, wenn die Therapie der Bibel bei Ihnen anschlägt?" Paulus hat davon gesprochen, dass er den Lauf mit Freuden vollende. Er sagte auch, seine größte Freude sei es, für immer bei Jesus zu sein. Wir alle freuen uns an der Hoffnung, einmal die Ewigkeit bei unserem Herrn und Erlöser Jesus Christus zu verbringen. Aber wir können erst in die Ewigkeit beim Herrn eingehen, wenn er über unser Leben das letzte Wort gesprochen hat: „Recht so, du tüchtiger und treuer Knecht."

Wenn Sie für sich nach Heilung suchen, dann fragen Sie sich: „Was erwartet Gott noch von mir? Was soll ich für ihn tun, wo soll ich ihm und anderen dienen?" Jeder Christ hat einen Auftrag, jeder ist auf eine ganz besondere und ihm eigene Art begabt, dem Herrn zu dienen.

Sind Sie bereit, sich diese letzte Frage zu stellen: „Wenn mein Lauf vollendet ist, bin ich dann bereit, im Tod zu entschlafen und in das ewige Leben bei Gott einzugehen?" Jesus sagt, der Tod sei nicht das Ende, sondern nur ein Schlaf (siehe Mark. 5, 39; 1. Thessalonicher 4, 13). Er ist einfach der Übergang von diesem in das ewige Leben (Joh. 3, 16; 1. Joh. 5, 20).

Wenn Sie Jesus noch nicht als Ihren persönlichen Herrn und Heiland kennen, dann lade ich Sie ein, doch gleich jetzt Ihre Sünde zu bekennen und Jesus zu bitten, dass er Ihnen vergibt, dass er Sie mit seinem Blut reinigt und errettet. Und dann bekennen Sie Jesus Christus als Ihren Herrn und Erlöser (Röm. 10, 9-13).

Wenn Sie Jesus aufgenommen haben, dann empfangen Sie die Gabe des Heiligen Geistes, der Sie führen und Ihnen den Weg zu Ihrer Genesung zeigen wird (Apg. 2, 38).

Bevor Sie das Buch jetzt zuschlagen und zur Seite legen, möchte ich Ihnen noch sagen, dass ich darum bete, dass Sie dem Herrn alle Tage Ihres Lebens dienen mögen, dass Sie im Glauben festbleiben und den Lauf mit Freuden vollenden.

Lieber Herr,

ich bete jetzt für diesen Leser, dass dein Heiliger Geist ihm seinen Weg zur Genesung zeigt. Gib diesem Menschen, durch deinen Geist, den Wunsch und die Kraft, die Grundsätze der Bibeltherapie in ihrem oder seinem Leben anzuwenden, damit sie oder er dich mit einem gesunden Leib, Geist und gesunder Seele anbeten und dir dienen und den Lauf mit Freude vollenden kann.

Amen.

Anmerkungen

Erstaunliche Entdeckungen

[1] Isadore Rosenfeld, M.D., *Dr. Rosenfeld's Guide to Alternative Medicine,* New York 1996, S. 101.
[2] Harris, Archer Jr., Waitke, eds., *Theological Wordbook of the Old Testament,* Chicago 1980, S. 287.
[3] Craig, Haigh and Harrar, *The Complete Book of Alternative Nutrition,* Emmaus PA 1997, S. 360.
[4] *Taber Cylopedic Medical Dictionary,* Philadelphia 1997, S. 841.
[5] Jack Deere, *Überrascht von der Kraft des Heiligen Geistes,* Projektion J Verlag, Asslar 1995, S. 66.
[6] *Corpus Medicorum Graecorum,* Vol. 4, 2, 246, 20, ca. 130-200 v. Chr.

Gesundheitstipps aus dem Alten Testament

[1] T.A. Burkill, „Medicine in Ancient Israel", *The Central African Journal of Medicine,* Juli 1977, S. 153.
[2] *Theological Wordbook,* S. 405.
[3] George Cansdale, „Clean and Unclean Animals", *Eerdmans' Handbook to the Bible,* David and Pat Alexander, eds., Grand Rapids 1973, S. 176.
[4] Shaul G. Massry, Miroslaw Smogorzewski, Elizur Hazani, Shaul M. Shasha, „Influence of Judaism and Jewish Physicians on Greek and Byzantine Medicine and Their Contribution to Nephrology", *American Journal of Nephrology,* Vol. 17, Issue 3-4, 1997, S. 233.
[5] L. M. Friedman, *Washington and Mosaic Law,* American Jewish Historical Society 1950, 24:320.
[6] Zusammengefasst nach *Theological Dictionary of the New*

Testament, Geoffrey W. Bromiley, ed., Grand Rapids 1985, S. 1132 ff.

[7] Leonard F. Peltier, M.D., Ph.D., „Patron Saints of Medicine", *Clinical Orthopaedics and Related Research,* No. 334, S. 375.

[8] Zusammengefasst nach *Theological Dictionary of the New Testament,* S. 1202.

[9] Siehe: *A Greek English Lexicon of the New Testament and Other Early Christian Literature,* W. F. Arndt and F. W. Gingrich, eds., Chicago 1957, S. 368.

Gesund essen mit der Mittelmeerdiät

[1] *Everyday Life in Bible Times,* James B. Pritchard, ed., National Geographic Society 1967, 242, 332.

[2] James I. Cook, *The Oxford Companion to the Bible,* Bruce M. Metzger, Michael D. Coogan, eds., New York 1993, „bread", S. 95.

Rezepte zur gesunden Ernährung

Meine Frau Linda und ich versuchen uns seit einigen Jahren nach der Mittelmeerdiät zu ernähren. Linda hat in dieser Zeit viele schmackhafte Rezepte ausprobiert, von denen wir Ihnen hier gern ein paar weitergeben.

Erdbeer-Bananen-Milchshake

2 Tassen Buttermilch
500 g frische Erdbeeren
2 reife Bananen
etwas Honig zum Süßen

Alle Zutaten in einen Mixer geben. 6 bis 8 Eiswürfel hinzufügen und alles gut durchmischen. Mit Honig süßen.

Haferkleie-Muffins

2 Tassen Haferkleie
¼ Tasse brauner Zucker
2 TL Backpulver
1 Tasse Magermilch
3 Eiweiß
¼ Tasse Honig
2 EL extra natives Olivenöl oder Rapsöl

Eiweiß steif schlagen. Alle Zutaten mischen und den Teig in ein mit Papierförmchen ausgelegtes Muffinsblech füllen (ergibt 12 Stück). Die Förmchen zu ¾ mit dem Teig füllen. Bei 240 Grad etwa 15 Minuten backen.

Italienische Tomaten

2 große Tomaten, halbiert
3 EL frisches Basilikum, gehackt
(oder 1 EL getrocknetes)
1-2 klein geschnittene Knoblauchzehen
schwarzer Pfeffer, frisch gemahlen
2 TL extra natives Olivenöl
fettreduzierter Parmesankäse

Basilikum, Knoblauch, Pfeffer und Olivenöl in einer kleinen Schüssel verrühren und gleichmäßig über die Tomatenhälften gießen. Etwas Parmesankäse darüber streuen. Die Tomaten in eine runde Glasform setzen und bei mittlerer Hitze etwa 10 Minuten im Ofen überbacken oder für 3 Minuten bei schwacher Hitze in die Mikrowelle stellen. Passt zu fast allem.

Vinaigrette-Dressing

2 EL Rotweinessig (Aceto balsamico)
½ TL Kräutersalz
½ TL geriebene Senfkörner
6 EL extra natives Olivenöl (oder Rapsöl)
½ TL frisch gemahlener schwarzer Pfeffer

Die Zutaten vermischen. Mit einem Schneebesen schlagen, bis eine glatte Soße entsteht. Passt zu grünem Salat, Tomaten und anderem Gemüse. Gut durchziehen lassen und sofort servieren.

Knoblauch-Zitronen-Dressing

3 EL extra natives Olivenöl
1 EL frischer Zitronensaft
½ Knoblauchzehe
1 TL Kräutersalz
frisch gemahlener schwarzer Pfeffer

Knoblauch und Salz in einer sauberen, trockenen Salat-schüssel mit einem Löffel vermischen, bis eine glatte Paste entsteht. Den Zitronensaft zugeben und rühren, bis das Salz sich aufgelöst hat. Olivenöl und Pfeffer zugeben und alles gut vermischen.

Kurz vor dem Servieren über den Salat geben. Passt auch gut über gedünstetes Gemüse.

Kalorienreduziertes Limetten-Dressing

2 EL Limettensaft
geriebene Schale von 1 Limette
¼ Tasse fettfreie Mayonnaise
¼ Tasse fettfreie saure Sahne
2 EL Honig
2 Tassen zerkleinerter Blattsalat
2 EL gehackte Mandeln oder Walnüsse

Mayonnaise, saure Sahne, Honig, Limettenschale und Limettensaft gut vermischen.

Die fettreduzierte, süße Soße passt gut zu allen möglichen Obstsorten. Zum Beispiel über einen Obstsalat aus:

2 Tassen halbierte frische Feigen
1 Tasse Wassermelonenbällchen
1 Tasse Heidelbeeren
1 Tasse Orangenschnitze
1 Tasse Bananenscheiben
1 Tasse Melone
1 Tasse Apfelstücke

Genauso geeignet sind Himbeeren, Erdbeeren, Pfirsiche, Birnen oder Ananas.

Obst in eine große Schüssel geben und einen Esslöffel Limettensaft darüber träufeln. Etwa fünf Minuten durchziehen lassen. Den klein geschnittenen Salat auf Tellern anrichten. Obst darauf verteilen und Dressing darüber gießen. Mit Mandeln oder Walnüssen bestreuen.

Getrocknete Bohnen

1 Pfund getrocknete dicke Bohnen in einem Sieb gut waschen und eventuell „schlechte" Bohnen aussortieren. Die übrigen Bohnen in einen Topf mit kaltem Wasser geben. 1 EL Kräutersalz zugeben. Die Bohnen zum Kochen bringen, den Herd abstellen und die Bohnen zugedeckt über Nacht einweichen lassen. Am nächsten Tag die Bohnen nach der Packungsbeilage kochen, bis sie weich sind.

Besonders schmackhaft werden die Bohnen, wenn man beim Kochen zum Beispiel Putenknochen zugibt (bis zum Gebrauch im Tiefkühler aufbewahren).

Bunte Bohnen deluxe

4-6 Tassen gekochte bunte Bohnen
1 mittelgroße gewürfelte Zwiebel
1 Dose gehackte Tomaten (450 g)
1 EL Chilipulver
1 Hand voll frischer Schnittlauch

Bohnen kochen wie oben beschrieben. Kurz vor dem Kochen Zwiebel, Tomaten, Chili und Schnittlauch zufügen.

153

Bohnensuppe wie am Mittelmeer

2 EL extra natives Olivenöl
1 große gewürfelte Zwiebel
3 mittelgroße klein geschnittene Möhren
2 zerriebene Knoblauchzehen
2 Tassen getrocknete Bohnen, eingeweicht und abgetropft
8 Tassen kochendes Wasser
1 Dose Tomaten mit Saft (450 g)
1 EL frischer Thymian (oder 1 TL getrockneter)
2 Lorbeerblätter
¼ Tasse klein geschnittene Petersilie (etwas zum Garnieren zurücklassen)
Kräutersalz
schwarzer Pfeffer aus der Mühle
Croutons zum Garnieren

Bohnen über Nacht einweichen oder nach Packungsangaben zubereiten. Das Olivenöl in einem 3-Liter-Topf erhitzen, Zwiebel, Möhren und Knoblauch andünsten, bis sie weich, aber nicht braun sind (etwa 10 Minuten).

Die abgetropften Bohnen und das kochende Wasser zufügen. Thymian, Lorbeerblätter und Petersilie dazugeben. Zugedeckt bei schwacher Hitze 1 bis 3 Stunden kochen. Hin und wieder etwas Wasser zugeben, bis die Bohnen weich sind (Garzeit je nach Bohnensorte unterschiedlich).

Wenn die Bohnen weich sind, mit Salz und Pfeffer würzen. Für eine dickere Suppe 1 ½ Tasse Bohnen entnehmen und in der Küchenmaschine pürieren. Anschließend wieder zur Suppe geben. Soll die Suppe dünner sein, heißes Wasser hinzufügen. Mit Petersilie oder Croutons garnieren. Sie können die Suppe variieren, indem Sie jedes Mal eine andere Bohnensorte verwenden.

Lindas Gemüsesuppe

1 ½ Zwiebel
1 grüne Paprika
½ Kopf Weißkohl
3 Stangensellerie mit Blättern
4 Möhren

Das Gemüse in mittelgroße Stücke schneiden. Dazu:

2 Dosen Tomaten (à 450 g)
1 TL klein geschnittener Knoblauch
1 TL Thymian
1 EL Kräutersalz
½ TL schwarzer Pfeffer aus der Mühle
6-8 Spritzer scharfe Pfeffersoße

Vor dem Kochen können noch folgende Gemüsesorten zuge-
geben werden: gelber Kürbis, Zucchini, frischer Rosenkohl,
Blumenkohlröschen.

Alle Zutaten in einen großen Topf geben und zum Kochen
bringen. Hitze reduzieren und bei mittlerer Hitze etwa 20 Minuten kochen oder bis das Gemüse weich ist.

Gebackener oder gegrillter Fisch

Gebackener Fisch: Im Backofen braucht Fisch
normalerweise etwa 20 Minuten, bis er gar ist. Bei
dicken Stücken kann es etwas länger dauern. Fisch in eine
mit Olivenöl gefettete Form legen.

Gegrillter Fisch: Frischer Fisch braucht pro Seite etwa 5
bis 7 Minuten.

Würzen mit Zitronensaft, feinen Kräutern, italienischer
Kräutermischung, Oreganopulver, schwarzem Pfeffer aus
der Mühle, Petersilie oder kreolischer Würzmischung.

Gegrillte Lachssteaks

pro Person 1 Lachssteak
feine Kräuter oder italienische Kräutermischung
fettfreie Margarine

Lachssteaks auf die Grillpfanne, Alufolie oder in eine flache, mit Olivenöl eingefettete Auflauform legen. Mit feinen Kräutern oder der italienischen Kräutermischung bestreuen. Auf jedes Steak ein Stückchen Margarine geben. 5 bis 7 Minuten grillen, dann umdrehen. Auch die andere Seite würzen und weitere 5 bis 7 Minuten grillen. Sofort servieren.
   Als Beilage passen Reis oder Salzkartoffeln, Brokkoli und Salat.

Alaskalachs mit Reis

2 Tassen gekochter Naturreis
250 g Lachsfilet
1 Tasse Zwiebelwürfel
½ Tasse Selleriewürfel
½ Tasse Paprika, gewürfelt
3 EL extra natives Olivenöl
½ - 1 TL Currypulver
300 g TK-Brokkoli, aufgetaut
schwarzer Pfeffer aus der Mühle

Reis nach Packungsangabe kochen und beiseite stellen. Lachsfilet abtropfen lassen, Flüssigkeit aufheben. Mit Wasser auf ⅓ Tasse auffüllen. Zwiebel, Sellerie, Paprika und Curry im Olivenöl andünsten. Lachs, Reis, Brokkoli und Flüssigkeit zugeben und gut verrühren. Mit Pfeffer würzen. Eine Auflaufform mit Olivenöl einfetten und die Reismischung einfüllen. Mit Aluminiumfolie abdecken und bei 180 Grad 25 bis 30 Minuten backen. Für 4 bis 6 Personen.

Italienische Pasta mit Lachs

250 g Fettuccine-Nudeln
1 Tasse Champions in Scheiben
1 Tasse Zwiebelscheiben
1 EL extra natives Olivenöl
1 Tasse Tomatenwürfel
etwa 400 g Lachsfilet
¼ Tasse fettfreie Hühnerbrühe
etwas Cayennepfeffer
2 EL frisches Basilikum, gehackt
3 EL fettreduzierter Parmesankäse, gerieben

Die Champignons mit den Zwiebeln im Olivenöl bei mittlerer Hitze etwa 5 Minuten andünsten. Tomaten, Lachs, Hühnerbrühe und Cayennepfeffer zugeben. Zugedeckt bei schwacher Hitze 5 Minuten garen.

Die Nudeln in einem großen Topf nach Anweisung kochen. Abgießen und portionsweise auf Tellern oder in einer großen Schüssel anrichten. Die Lachsmischung mit dem Basilikum darüber geben und gut mischen. Parmesankäse darüber streuen.

Dies ist ein schnelles, einfaches Gericht. Mit Salat ergibt es eine vollständige Mahlzeit.

Hähnchen mit grünem Reis

1 ganzes Hähnchen
2 Tassen Naturreis
3 EL extra natives Olivenöl
2 Stangen Sellerie in Würfeln
1 mittelgroße Zwiebel, gewürfelt
1 grüne Paprikaschote, gewürfelt
2 EL Petersilie
1 TL Kräutersalz
½ TL frisch gemahlener schwarzer Pfeffer

Das Hähnchen kochen, Knochen entfernen. Die Brühe im Kühlschrank aufbewahren. Am nächsten Tag das Fett von der Brühe entfernen. Den Reis nach Anweisung in der Brühe kochen.

Olivenöl in eine Bratpfanne geben. Paprika, Petersilie, Salz und Pfeffer andünsten. Mit dem gekochten Reis vermischen. Hähnchenfleisch dazu geben und alles gut verrühren. Eine Auflaufform mit Olivenöl einfetten, die Hähnchen-Reis-Mischung hineingeben. Mit Aluminiumfolie abdecken und bei 180 Grad 45 Minuten im Ofen garen. Für 6 bis 8 Personen.

Geistliches Training
für Menschen wie du und ich

Beim Christsein geht es um mehr, als es „gerade so" in den Himmel zu schaffen. Im Mittelpunkt des christlichen Glaubens geht es um Veränderung! Es geht um einen Gott, dem nicht nur unser „geistliches Wohl" am Herzen liegt, sondern der Einfluss auf jeden Bereich unseres Lebens haben und uns überall begegnen möchte. Wie dies aussehen kann, beschreibt Ortberg anhand eines erfrischend neuen Zugangs zu den klassischen geistlichen Übungen. Es gelingt ihm, die bewährten und jahrhundertelang erprobten heiligen Gewohnheiten – z.B. Feiern, Dienen, Einsamkeit – modern und straßentauglich zu beschreiben.

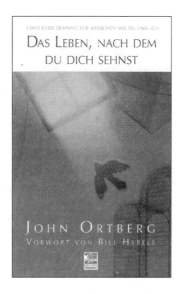

John Ortberg
Das Leben, nach dem du dich sehnst
Hardcover, 240 Seiten
Bestell-Nr. 657 243

Wie ist Gott wirklich?
Entdecken Sie ihn neu!

Suchen Sie nach Gott? Nach einem Gott, der in Ihrem Leben wirklich etwas bewegt? Oder sind Sie von dem Gott, den Sie kennen, enttäuscht?

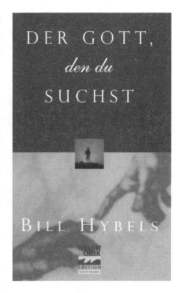

Dieses Buch handelt von dem Gott, den Sie suchen. Von dem Gott, der wirklich existiert und dessen Wesen kein wohlgehütetes Geheimnis ist. Von dem Gott, der sich leidenschaftlich danach sehnt, Ihnen zu begegnen, der jeden Ihrer Gedanken und Wünsche kennt und Ihr Leben in seinen liebevollen Händen hält.

Lassen Sie sich mit all Ihren Fragen, Verletzungen und Zweifeln auf dieses Buch ein. Sie werden es nicht bereuen ...

Bill Hybels
Der Gott, den du suchst
Hardcover, 220 Seiten
Bestell-Nr. 657 165